The Anthropology of Dementia

認知症の人間学

認知症の人の内面世界を哲学から読み解く

中村博武 Nakamura Hiromu

認知症の人間学

認知症の人の内面世界を哲学から読み解く

目次

ねらいと構成

ねらい

認知症が増えて、身近なものとなった。私たちが差し迫って知りたいことは、そもそも認知症とはどのような病気なのか、認知症の人にどのように接したらよいのか、さらに、もし自分が認知症になったらどうなるのか、ということである。

認知症は、「後天的な脳疾患の慢性症状として、知識、記憶、判断、抽象能力、注意力、思考、理解、言語等の高次の精神機能の障害が生じ、日常生活に支障をきたすようになった状態」と一般に規定されている。また介護保険法第五条の二では、認知症は「脳血管疾患、アルツハイマー病その他の要因に基づく脳の器質的な変化により日常生活に支障が生じる程度にまで記憶機能及びその他の認知機能が低下した状態」と定義されている。つまり、認知症は脳の疾患によって、日常生活に支障がでる状態を意味する。

アルツハイマー病は、アルツハイマー博士が言語障害と記憶障害の症状を呈していた女性の死後（五〇代）、その脳を解剖したところ、脳の著しい萎縮、老人斑、神経細胞体のなかに、繊維のもつれが見つかり、一九〇六年に発表したことに由来する。その当初からアルツハイマー病は老人性痴呆のカテゴリーのなかの特殊型と位置づけられていた。現在では、高齢者の脳にアルツハイマー病の痕跡（蛋白質の変化したアミロイドβの老人斑、タウ蛋白の神経細胞内への蓄積による神経原線維変化、及び脳の萎縮など）が認められることから、認知症のアルツハイマー型は老化現象の一種ともいえる。こういってよければ、認知症は若年性を除き、医学的につくられた病なのではないか、とさえ思う。

認知症の原因は脳の病にあり、そのため脳神経科学や医学の臨床的知見が圧倒的権威をもつ。しかしながら他方で、哲学の分野では、身体と精神の関係については、古代から膨大な思索と議論が積み重ねられてきた。

本書では、認知症を生きている人の自己言表を哲学的視座において新たに捉え直してみたい。その理由はいくつかある。第一に、人間を対象化して捉える科学的方法とは異なり、哲学的アプローチは人間を内在的に理解し、経験や直観に基づいた人間性への深く、鋭い洞察をもつ。第二に、哲学は誕生や死の不可解さに象徴されるがごとき、測りがたい深淵を抱えた存在として人間を総合的に把握する射程を保持している。第三に、人間の生きる意味を問うことができる。このような理由で、哲学的人間論は、認知症の人の自己意識、心情を実情に即して柔軟かつ立体的に理解するためのより広い地平を提供すると思われる。翻って、哲学の側から言っても、認知症の人が直面している状況は、人間らしさとはどういうものか、自己とは何か、という普遍的な哲学的命題を考えるヒントとなる。

そして、認知症の人が語る内面および生活の実情を知ることは、高齢者が対処すべき生活上の困難と濃淡の差はあれ、同一軌道上にあり、老後の生という命題と密接に関連している。

構成

第一章では、認知症になった人の内在的な証言を紹介する。認知症の人が自己の内面を書いた書籍がいくつか出版されている。ここで取り上げるのは、認知症の生活と内面とを詳細かつ率直に描き出したクリスティーンの二冊の著作である。さらに日本人の認知症の人の著作も検討に加えた。

この章では、認知症の人の内面と日常生活、対人関係、信仰などを資料に基づいて記述し、掘り下げる。興味を惹くのは、認知症の進行が自己の崩壊という恐怖を伴うことである。その自己性について認知症の人の内在的証言を吟味する。

補論では、クリスティーンに触発されて著されたマッキンレーの「認知症の神学」を紹介する。そして、クリスティーンは、認知症になって実感した「真の自己」が、永遠の次元につながっているという。その「真の自己」の言表とトマス・アクィナスの霊魂不滅説とを比較する。

第二章では、ルソーの老後の思想を紹介する。ルソーは、自己を自然から独立した存在として、社会的な自我に還元することに問題意識をもった。彼の語る「存在の感情」「真の自己」「秩序を愛する感情」の概念を軸に認知症の人の言説とつきあわせてみたい。ルソーは、社会生活において形成され、内面化された道徳観や評価基準を内省し、自己本来の欲求（自己愛）に戻ることを提唱する。すなわち、老後は、自我が意識的無意識的に自己の内面に取り込んだものを明るみに引き出し、それらを吟味し、自己に本来的なもののみを精選するという課題が残されていることになる。

認知症の人は、認知の層が剥がれ落ちて、感情の層がむき出しになり、過去も未来もなく「いま、ここに存在している」という感覚があるという。この感覚は、ルソーが語る時間感覚のない「存在の感情」と呼応するところがある。またさらに自然の美しさに触れることで精神性が満たされると告白する認知症の人の証言と自然に溶け込むことで魂の調和の回復を求めたルソーの隠遁生活には類似性がある。それは、自然と魂に神の秩序を読み取る理神論の展開の中に位置づけることができる。そのため、補論では、イギリスの理神論に論及する。

第三章では、高齢者という枠組みで認知症の人を理解するため、老人の精神性を考察する。ポール・トゥルニエの分析する老人の精神的成熟の記述を参照する。

つぎに、自己について考える。自己意識の重層性はよく指摘されている。脳神経科学でも、身体内部と身体外部の感覚から生まれる心の現象は、それらを統合しているより高次の脳機能による自己意識との二重構造をもっと指摘されている。

クリスティーンの語る「知的な自己」から「スピリチュアルな自己」への転換は、八木誠一が分析した、情報処理をする「自我」から、身体という自然とのつながりをもち、さらには超越の促しに応える「深みをもった自己」への転換に照応しているようである。この八木の自我―自己論を軸に、自己の諸相について探り、認知症の人の自己言及を理解する手がかりとしたい。ここでは、マインドコントロールにも言及する。

現代では知的な自己が幅を利かせ、自己が理性的自我に偏重し、矮小化されていった。その哲学的背景とそこからの回復への道筋とをチャールズ・テイラー『自我の源泉』を参照して記述し、高齢者の認知症を治療すべき病とする、現代人の自己観の偏りを考える。

第四章では、ベルクソンの『物質と記憶』を解釈枠として認知症の人の内面のあり方を照らし出し、人間の精神の実情にせまりたい。認知症が記憶障害であり、それを核としてさまざまな症状が生じているとすると、脳機能と記憶の関係について、失語症の研究から深遠な洞察を展開したベルクソンの『物質と記憶』が思い浮かぶ。『物質と記憶』では、脳の機能を知覚―運動系に限定して、身体的記憶以外の記憶の蓄積は脳の神経細胞のネットワークとは別の潜在的な存在回路を形成している、と驚くべき仮説を提唱する。知覚は記憶の想起と相俟って成立しているが、認知症は記憶の消失ではなく、正確にいえば、現実の行動に即した知覚に想起群

（記憶）を当てはめるというプロセスのどこかにおいて、なんらかの障害が生じていることにある。すると、認知症になっても、現実の行動に要請される知覚に即して想起できないだけで、それまでの記憶全体はそのまま潜在意識のうちに蓄積し続けていることになる。それが正しければ、認知症の人への理解は根底的に改められる。「記憶はあるが、バラバラで雑然として整理がつかない」「私は私のままであり続けている」「認知症になった自分とそれ以前の自分にはそんな大きな差はない」「生まれてからずっと私を私としている、本当の唯一無二の人格は継続する」「認知症は不便だが不幸ではない」などの認知症の人の証言が新たな光のもとに捉え直される。

第五章では、認知症の人の内面を深く理解するために、フランクルの人間学を取り上げる。フランクルは人間をホモ・サピエンス（知恵の人）ではなく、ホモ・パティエンス（受苦する人）と捉える。クリスティーンは、認知症で「死ぬことへの人間らしい恐怖」を奪われることが悲惨だと心情を吐露する。この死の意味の剥奪（死の匿名化）は、強制収容所において顕著だった。そこに収容され、「生きていることに何も期待できない」と考えた人々は、自己を放棄し、無気力になり、横たわったまま何もしない状況に陥った。反対に家族や友人や仕事に自分が期待されている、すなわち「生が私に期待していること」を自覚した人は、自己崩壊を免れた。このような実体験から、生の意味を求めることに人間存在の本質を見出したフランクルの人間学は認知症の人を啓発すると思われる。

クリスティーンは、脳機能が衰えていくと、「人生の意味」を希求するようになる、と語る。フランクルは、人間存在を受苦する存在と見て、受苦において生の意味を求めざるを得ない根本構造がアプリオリに人間に組み込まれているとみる。ここでは、認知症という受苦において存在の虚無に呑み込まれずに、生の意味を救い出すための、精神的なものについて、フランクルの臨床哲学に学びたい。

第六章では、むすびとして、身体と精神の関係性をおさえたうえで、各章の関連をさらに掘り下げる。脳が意識の中枢であるという脳神経科学の仮説が認知症の人に適用され、「心はうつろになり、体は抜け殻のようになって残る」という誤解に満ちた固定観念が認知症の人を悩ましている。認知症になっても、生きる意味を求め、自然の美しさに感動し、人との交流に喜びを感じ、他者に愛情を抱く自己はそのまま継続しているのである。他方で、認知症の症状である短期記憶の弱化のため、日常生活には不安とともに葛藤や困難がつきまとう。このような認知症の人の内面のあり方から、認知症の人のケアに求められるものを考えてみる。

第一章　認知症の人の内面世界と生活

認知症の世界的急増と病態

認知症には七〇ほどの原因があるとされる。厚生労働省によれば、二〇二〇年、六五歳以上で認知症の高齢者は、約六〇〇万人（推計）にのぼる。二〇二五年には、約七〇〇万人に増加すると予測されている。六五歳以上の高齢者の五人に一人の割合になる。また六五歳未満で発症する若年性認知症は、三万七八〇〇人（二〇〇九年推計）とされている。年齢別罹患率は、二〇一八年時点での推計によると、六五〜六九歳、一・五％、七〇〜七四歳、三・六％、七五〜七九歳、一〇・四％、八〇〜八四歳、二二・四％、八五〜八九歳、四四・三％、九〇歳以上、六四・二％であり、八五歳からの加齢による急増が際立つ。したがって、長生きすれば、認知症になるのは自然なことだともいえる。認知症対策として、認知症の人とその家族が集う認知症カフェ、認知症の人を地域で見守る認知症サポーターの養成などの啓蒙活動が展開されている。

米ワシントン大等によると、世界では認知症の人の数は二〇一九年で約五七〇〇万人にのぼり、有効な対策がとられないと、二〇五〇年には一億五三〇〇万人と二倍以上に達すると見込まれている。認知症の介護費や医療費などの費用は二〇一五年で八〇兆円とされ、ＧＤＰの一％を占める。もし今後、有効な治療法が確立されなければ、国家の財政破綻さえ懸念されている。二〇一三年にはＧ８各国が参加した認知症サミットが開催され、認知症対策は世界的課題となっている。

アルツハイマー病は、前述のように、その発表の当初から老人性痴呆の特殊型として位置づけられていた。すると、人口の高齢化は必然的に認知症を増大させることになるのではないか。なぜなら、認知症は高齢者の自然な老化現象としての記憶機能や認知機能の低下と程度の差しかないことになるからだ。

認知症の種類には次のようなものがある。

アルツハイマー型認知症

脳に特殊なたんぱく質（アミロイドβ・タウ蛋白）が蓄積し、脳が広範囲に萎縮する。萎縮部位は、海馬・海馬傍回・扁桃体・大脳辺縁系・側頭葉・頭頂葉。症状として、記憶障害（近時）、時間感覚が失われ、空間認識が障害される。さらに、失行・失認・失語、実行機能障害、見当識障害など。認知症の代表であり、過半を占める。

診断は、神経心理学的検査、専門医の診断、CTやMRI等の形態画像検査、SPECやPETなどの機能画像検査などによるが、確定診断はむずかしく、死後の解剖によるしかない。

レビー小体型認知症

レビー小体という異常構造物が脳幹や大脳皮質全体に広がって発症する。症状として、認知機能の低下、幻視や運動障害が現れる。パーキンソン病との関連が深い。症状の変動が大きく、薬剤過敏性もある。

前頭側頭型認知症

脳に特殊なたんぱく質が蓄積し、脳が萎縮する。萎縮部位は前頭葉と側頭葉の前方。前頭葉が障害されると自制心が失われ、反社会的行動が見られる。意欲の衰弱、計画性がなくなり、無気力、無関心、共感力の低下などの特徴が生じ、常同行動が現れることもある。ピック病を含む。アルツハイマー型との混合型がある。

脳血管性認知症

脳梗塞、脳出血、脳動脈硬化などのために、神経細胞に栄養や酸素が行き渡らなくなり、当該部位の神経細胞が死滅する。脳の障害部位によって症状はさまざま。歩行障害、記憶障害、言語障害など。リハビリであるていど回復する。

嗜銀顆粒性認知症

嗜銀顆粒が増加し、大脳辺縁系が萎縮。進行は遅く、軽度認知症程度の記憶障害が続く。

以上のうち最初の四つが四大認知症とされる。そのうち、アルツハイマー型認知症、前頭側頭型認知症、レビー小体型認知症は、なんらかの原因で神経細胞がゆっくり死んでいくという点で共通している。とはいえ、四大認知症は、原因が大きく異なり、ひと括りにするには無理がある。そのため、レビー小体型を認知症に分類せず、あるいは脳血管性認知症は、脳梗塞など脳血管性障害の後遺症であり、認知症とは異なるとする意見もある。ただ高齢者の脳血管性障害はアルツハイマー病を併発することもある。

認知症には中核症状と周辺症状がある。中核症状としては、記憶障害（短期記憶の忘却、エピソードごとの忘却など）、見当識を失う（今がいつか、ここがどこか分らない）、失認（感覚機能が障害されていないのに、対象を認識、同定できない）、失行（運動機能が障害されていないのに、着衣など習慣的な行動ができなくなる）、失語（言語の障害）、理解力・判断力の弱化（筋道立てて考えられなくなる）、実行機能障害（計画を立てて、手順にしたがって行動できなくなる）など。周辺症状（行動・心理症状）としては、徘徊、不穏、妄想、暴力や暴言、介護抵抗、失禁、無為無反応、抑うつなどがある。

以上から明らかなように、認知症という特定の疾患があるのではなく、認知症は何らかの病気が原因で起こる症状を指す総称である。このようなことから、本書では認知症のうち典型的なアルツハイマー型認知症、及び前頭側頭型認知症、嗜銀顆粒性認知症に検討対象を絞った。なお、アルツハイマー型は認知症の五〇%〜六〇%を占める。

資料本とその執筆経緯

資料本

本書では、Christine Borden, *Who will I be when I die?*, Harper Collins Publishers, Sydney, Australia, 1998（桧垣陽子訳『私は誰になっていくの？ アルツハイマー病者からみた世界』クリエイツかもがわ、二〇〇三年）、Christine Bryden, *Dancing with Dementia; My story of Living positively with Dementia*, London Jessica Kingsley Publishers, 2005（馬籠久美子・桧垣陽子訳『私は私になっていく—認知症とダンスを』クリエイツかもがわ、二〇一二年）を参照して、認知症者自身が語る内面世界、生活、対人関係、信仰、及び自己意識について、考究していきたい。また、補論では、クリスティーンの相談相手であり、彼女の著作を手助けしたエリザベス・マッキンレーの著書（『認知症の意味を見出す』）を検討する。

それに加えて、認知症の専門医の第一人者で、認知症になった長谷川和夫『ボクはやっと認知症のことがわかった』（KADOKAWA、二〇一九年）、『認知症でも心は豊かに生きている』（中央法規、二〇二〇年）、及びアルツハイマー型認知症になった当事者として、佐藤雅彦の『認知症になった私が伝えたいこと』（大月書店、二〇一四年）等の著作も参照した。

執筆経緯

クリスティーンは、オーストラリアの首相内閣省第一次官補（科学技術顧問）という要職にあったが、一九九五年四六歳でアルツハイマーの診断を受け、退職する。発病前の彼女は、記憶力や知的能力にたいへん秀でていた[1]。しかし、アルツハイマーと診断されたのち、病気が脳をむしばんで、自分が大切にしてきた知性が衰えるだけではなく、日常生活にも支障がでて、最期は昏睡状態に陥って死ぬことを知り、絶望感にさいなまれる。最初の著作『私は誰になっていくの？』は、認知症で死ぬことの恐怖を描いている。自分が誰か分かるだろうか、家族や友人がわかるのだろうか、そして最も重要なのは、神がまだわかるのだろうか、という恐怖だった[2]。

一九九七年の中頃には、彼女の認知症は、軽度から中程度に進み、人前で話すことができなくなり、庭仕事や読書をしては、早くに寝るという生活へと引きこもった。うつ症状と幻覚も体験するようになる[3]。このうつ病的傾向と幻覚は教会の友人グループの支援で回復する。

ＣＴでも、放射性核種を用いた脳血流検査でも、四九歳の健常者では考えられないほど脳に損傷が認められた。損傷は、脳の中央、前面と側面の周辺に認められた[4]。認知症は、学習する能力を奪う。孤独感が強くなり、空しさを強く感じるようになった。そのため、友人（マッキンレー）の勧めもあり、新しい人間関係を求めて、大学院に入学したり、結婚相談所に登録したりする。そのなかで、一九九九年にポールという男性と再婚する（名前がクリスティーン・ボーデンからクリスティーン・ブライデンに変わる）。一九九八年の診断で、典型的なアルツハイマー型というより、前頭側頭型認知症に近いと診断が変更される。一九九五年の画像と比較すると、脳萎縮の進行は遅くなっていた[5]。

一九九八年、*Who will I be when I die?* という認知症の人の内面を描いた本を出版する。翌年、認知症の当人とその家族を対象としたワークショップを開く。認知症の皆が望んだのは、「自分の話を聞いてくれることと、何をしてほしいかを尋ねてくれる」という至極当然な願いだった。また「グループのなかにいると病気とともに生きることが楽になる」と言う人もいて、彼女自身が人を援助できるとの自信を持ったことで、「自分にも存在価値があるように思えて、人間としての尊厳と敬意を取り戻すことができた」[6]。

このような活動のなかで、二〇〇〇年にＤＡＳＮ（認知症啓発支援ネットワーク）を結成し、それは翌年ＤＡＳＮＩ（国際認知症啓発支援ネットワーク）となる。そこでは認知症の人同士が集い、連帯して活動すること、ケアに関しても、認知症の人が参加し、発言する場を設けることなどに重点を置いた。クリスティーンは、二〇〇三年には、認知症の人たちの代表として、国際アルツハイマー病協会（ＡＤＩ）の理事に選任され、インド、イスラエル、フランス、イギリス、南アフリカ、ブラジル、ドミニカ共和国、台湾、日本と歴訪し、各地で認知症の啓発のための講演活動やワークショップを展開した。

二〇〇三年一一月のＭＲＩの結果では、中程度の前頭側頭型認知症で、すぐにも施設に入所する必要がある一一五歳の脳のようだと診断された。しかし、「私にはスキャン画像と診断の後ろに、正常な人間としての私がいる」という思いがあった[7]。

二〇〇五年 *Dancing with Dementia: My Story of Living Positively with Dementia.* を出版する。クリスティーンの認知症者としての証言や活動が契機となって、オーストラリア国内でも認知症啓発週間が設定され、また世界でも認知症者自身による政策提言への動きが加速した。

日本では二〇〇三年にＮＨＫで放映されたこともあり、二〇一四年一〇月には認知症の政策に認知症者が参加提言する目的で、「認知症ワーキンググループ」が設立された。このように、クリスティーンの著書（日本語以外にドイツ語、中国語、韓国語にも翻訳）は、認知症の人の内面を社会に知らしめ、また世界の認知症の人の声を代弁して、その施策に反映させることに多大な貢献をした。

認知症の人の内面と社会的偏見

一般的な認知症のイメージは、理性的な行動がとれず、話もできず、「生ける屍」として生きているだけ、というものである。このような認知症のステレオタイプのイメージが強く働き、認知症の人は自分が分からず、話もできないのだから、話しかけるのは無駄と見なされる。しかし、認知症の人にも話したいことは当然ある。クリスティーンによれば、「言おうとしても、全体の意味についてはつかんでいるのに、大事な構成部分がぬけている」[8]のでふさわしい言葉がなかなかみつからないだけだ。また、ある認知症の人（アルツハイマー病）は、日常的行為をしようとする意志はあるが、できない。佐藤雅彦の語る認知症の感覚というのは、「本棚が崩れたような感じで、棚に入っていた本は確かにそこにある。でもバラバラで、雑然として、整理がつかない」[9]状態だ。要するに、記憶はあり、行動しようとする意志は正常に働いているのだが、その行動のために必要な記憶を整理して想起する能力に問題が生じていると推測される。

これらの言表から、認知症でも、自己意識は保持され、記憶があることは自覚しているのだが、記憶を「現実に即して想起する」機能の方に問題が生じているようだ（「バラバラで、雑然として、整理がつかない」）。

現代は、認知能力、言語能力、記憶、理性などに基づく個人の自立性が高く評価され、合理性と世俗性が広く行き渡った社会である。このような社会一般の価値観では、ただ存在するだけだと思われている認知症者は、社会的負債のごとき存在にとみなされてしまう。そのため、「私は、認知症と診断されたとき、この世の終わりが来たように感じ、魂も希望も打ち砕かれた」[10]。

クリスティーンは、このような社会的評価と偏見とを打破するために、認知症の人々の実情を訴える運動を精力的に展開するとともに、認知症者同士の会合の場を設定する活動も始める。認知症というレッテルが独り歩きし、脳の病気で「なにもわからなくなった人」という社会的に形成されたひどい偏見が「認知症」という診断を下された人にスティグマ（烙印）として重くのしかかっている。確かに、認知症は、日常生活には支障をきたすが、その進行は一般に遅く、障害を抱えて生きているという方が正確だし、人によってその症状にも大きな違いがある。だから、認知症の人は、「なにもわからなくなった人」ではなく、認知に時間はかかるが、内面は普通に生きている人となんら変わるところはないのである。

認知症の人の日常生活とその内面

クリスティーンが描いている日常生活の内実は、次のようである。「認知症と診断されてとても恐ろしいことのひとつは、自分がどれだけ速く壊れていくのか誰にもわからないことだ」[11]。そのため、内面は激しく動揺している。認知症の人は、日常生活を送るうえで、大変な重荷を抱えている。自分の考えを伝えることが徐々にできなくなり、「頭に浮かぶ思考の流れはあるが、留まってはくれない。つかの間の洞察が一瞬だけそこにあったかと思うと、次の瞬間には完全に消え去ってしまう。すぐに口に出して言うか、書きとめておかなければ、すぐに永遠に失われてしまう」[12]。

かてて加えて、「認知症は、単なる物忘れをはるかに超えたものだ。私たちは混乱し、視覚や平衡感覚、数の認識、方向感覚に問題が生じてくる」[13]。その結果、道がわからず、自分がいるところがわからなくなり、それが不安を増幅させる。

長谷川和夫は、認知症になってから、「自分のやったこと、やらなかったことに対して確信がもてない」と記憶力の衰えによって、自分の体験の確実性が揺らぎ、足場のない不安のなかで生きている苦境を語る。(『ボクはやっと認知症のことがわかった』、一八頁)。

クリスティーンは苦しい心情を吐露する。「毎日の生活は闘いになった。日常生活の様々な活動は、日ごとにこなすのが困難になっていく。日常生活の仕事は、巨大で威圧的なものに思え、その結果、日常生活の相互の脈絡が失われていった…それはまるでぼんやりした暗い穴の上にある高い断崖にぶらさがっているような感じだ」[14]。

そして、日常生活で常に行動や思考を繰り返していないと、機能が日ごとに衰えていくという実感があり、たゆみなく努力していなければならないのでたいへん疲れる。ちょうど、湖面にいる白鳥はゆったりして動いているように見えるが、水中では必死に足を動かしているようなものだ[15]。なお、認知症の人はストレスホルモンが通常の人の数倍であることが確認されている。

以上のごとく、認知症の人は、日常生活にたいへんな困難とストレスを抱え、同時に病の進行に恐怖を感じて生きている。しかしながら、この恐怖は、進行の速度が違うだけで、普通の老人も同じ過程を辿っているのではないか。昨年できたことが、今年はできなくなり、活動の量と質が年々低下して、諸々の行動を断念していくのは、高齢者の多くが実感するところである。たとえば、ガンの手術を受けた知人は、足が衰え、一〇分で歩けた二百メートル先のスーパーに買い物に行くのに一時間もかかるようになったという。買い物そのものが大仕事になる。また足腰の弱った別の高齢者は、庭に出て転倒し、配偶者が見つけて、起こしてくれるまで、一時間以上、叫び、もがいていたという。このような生活上の不自由さは、高齢者には馴染み深いものといえる。

認知症の人の内面―時間感覚の消失

DASNIのローラのメールには、「ほとんどの時間、私は目の前の空間と今と呼ぶ時間の中に生きています…バーチャルな世界にいるようです」とあった[16]。「バーチャルな世界」とは空間の現実性が剝奪されたことを示す。そして、記憶は認知のための基層をなしているが、記憶が失われると認知だけではなく、時間感覚も失われ、それは現実感覚の喪失にまで及ぶ。クリスティーンも、時間が過ぎる感覚がないので、過去も未来もなく、「今」という現実の中にいると感じるという。この「現実感覚の喪失」、及び「時間感覚の消失」は、何に起因するのだろうか。

最初に、「現実感覚の喪失」はどのように考えられるのだろうか。ベルクソン（Henri Bergson, 1859-1941）は、具体的知覚の成立には、過去の記憶全体が介在している、とする。たとえば、赤の知覚には、過去に見た赤い花や赤い夕日などの記憶が関与して赤と認識する。そして、実在するのはたえず増大する記憶の総体しかなく、過去の記憶としての想起イメージが「現在」を覆っている。したがって、過去の記憶の想起イメージが円滑に喚起されなければ、認識が成立しない。たとえば、私たちが本を読むとき、本の文字一字一字を知覚して読んでいるのではなく、言葉のつながりの記憶イメージを本に投影して、読んでいる。だから、現在が過去に流れ去るのではなく、過去が現在にせり出している。そのため、過去の想起の衰弱は、現在という感覚を変容させることになる。

つぎに「時間感覚の消失」はどのように考えられるのか。フッサール（Edmund Husserl, 1859-1938）は、人間の内在的時間意識は、過去把持、現在意識、未来予持という意識の志向性の連続的移行によって成立し、私たちの根源的主観性は、この流れのうちに存している、と分析する。この見解では、認知症によって過去把持能力が衰退して現在から過去への「時間が過ぎる感覚」がなくなり、そのため「今」しかないように感じるようになったと解釈できる。

アウグスティヌス（Aurelius Augustinus, 354-430）は『告白』で時間論を展開し、人間に与えられているのは「今」しかないという。すなわち、過去を想起している「今」、未来を想像する「今」である。すると、「今」に過去と未来が侵入して来ていて、「今」は、過ぎ去った過去を思い起こす「今」であったり、未来の予定や行動を想像する「今」であったりする。この「今」は、過去や未来を考えている「今」という意識である。すると、時間の流れは、「今」が過去になり、未来が「今」になる移り行きを認識したときに感じ取ることになる。過去の記憶が想起できなければ、「今」過去を振り返っても、あるいは未来を予見したときの記憶がなければ、未来が現在に到来した「今」という時間の流れは感じ取れないことになる。

過去も未来もない「今」に生きるとはどのようなものか。クリスティーンは次のように説明する。「私のスピリチュアルな自己は過去も未来もない〈今〉という時に存在している。仏教の刹那は、時間のない、この存在感覚を捉えたものだ。万物が今という場に存在していることを知れば、時間の外に存在する神をもっとよく理解できる。現在に生きているのは私たちの真の自己だ…今という時に生きていることを受け入れるようになり、過去の思い出と未来の心配から解き放たれたことは特別な恩恵なのだと解かった。私の真の自己（true self）は、つぼみのごとく私であろうとするあらゆる潜在的なものを包み込んでいる。その真の自己は、この地上の一時的な存在のみならず、永遠なる次元における私でもある。このように、絶え間なく、ずっと今というときに在り続けることは新しい生き方であり、生きることの本質でさえある」[17]。

この時間感覚の消失は、臨死体験者の証言にも出る。

ここでの「真の自己が永遠なる次元における私でもある」という覚知とは、どういうものなのだろうか。ここでの「永遠」とは、通常の時間の流れが停止し、今意識が拡大し、それが永遠として感じられるのか、あるいは、この時間の流れとは別の「永遠」のときを体験しているのだろうか。

広井良典は、「時間は一元的なものではなく、時間には層がある」と指摘する（『死生観を問い直す』ちくま新書、二〇〇一年、一九二頁）。たとえば、キリスト教のいう「永遠」とは、この時間が無限に延伸した時間ではなく、異なった次元の永遠であるだろう。

ＤＡＳＮＩのモリスは、「今という時」に生きるのは、不安や貪欲の心から解放され、「静かな山水に月が映るかのように心を鎮める」ごとき、禅仏教の悟りの境地かもしれないと述べている[18]。なるほど「今という時」にしか意識が向かなければ、将来の不安や貪欲の心から解放されるかもしれない。そもそも臨済宗の禅は、自我の知識や経験を打破した後に残る生き生きした自己を見出すことを目的としているから、禅の境地では不安や貪欲を離れるのは当然のことである。

認知症の人の内面―最後まで残る自己

クリスティーンは、脳機能が衰えて自他の認識が不能になれば、「死の恐怖に向き合うことすらできなくなる」と不安になる。自己を失うという恐怖に押し潰されそうになりながらも、自問自答しているうちに、認知症によって「踏みにじられても」なお失われないものがあることに気づく。「自分が失っていくものと、自分にずっといつもそのまま残るものがあることに気づいた。真の自己に向かう旅で、認知と感情の層が剥がれ落ちて、私は本当の自分になっていくのだということを、今はわかっている」[19]。

この「真の自己」は、以前にも存在していたが、認知とコントロールされた感情の仮面に隠されていたものだ。真の自己は、「私の精神（spirit）である永遠なる自己である。私の精神が私なのであり、常に私であり続けるだろう。認知症による破壊によってもなお、私の精神は損なわれることなく、神が私の中で働くための第一の拠り所としてあり続けるだろう」[20]。この「真の自己」については、さらに詳述される。

「私たちの存在の中心にあるのが、真の自己で、これが、真の人間がどういう存在かを示すものであり、生まれてからの本当の唯一無二の人格なのだ。それは、スピリチュアルな中心であり、生まれてから死ぬまでの慌ただしさの中で、その中心から人生の意味を引き出すものだ。私たちの認知を越えて、曇らされた感情を通してその奥にあるものを凝視するほど長く立ち止まっていられるのであれば…認知症の人にとっては、この核がそのまま変わらずに残り、私たちを本当の自分にしていくのである」[21]。

クリスティーンは、「真の自己」は人間存在としての核であり、つねに存在し、生きている意味を引き出すものだというのである。この「真の自己」は、「純真無垢な自己」という性質をもち、「人格の奥にある宝」とも表現され、「自分らしさという人格」でもあり、「永遠の命」につながるものでもある。ここで注目したいのは、認知症による脳機能の衰退が、かえって「真の自己」を露呈させてくるという記述である。これはどう考えればよいのだろうか。

認知症の人のみならず、高齢者も身体機能を失うことによって、精神的な自己が浮かび上がってくるということがあるように思う。後述するが、この事情は、フランクルのいう、心身有機体にあらがい、心身有機体と距離をとる精神的人格の存在を指し示しているようでもある。

こうして、彼女は自己の本質は変わらないと確信し、世間の認知症への偏見に反論することになる。認知症は往々にして自己の喪失と関連づけられてきた。これは、「認知症の人はある段階にまでくると人間らしさを失ってしまうという含みがある。これは明らかに馬鹿げたことだ、どの段階で私は自分らしさや自分のスピリチュアリティを失うのだろうか。どの段階で、私は私でなくなるのだろうか」と疑義を呈し、「認知機能が低下し、感情の敏感さが向上するにつれて、スピリチュアリティが重要なアイデンティティの源として前面にでてくる」[22]と新たな自己観を提示する。すなわち、認知症の人は、自己意識の奥底に横たわっていた「真の自己」が表面化してきて、健康なときにまさって、人間らしさや精神性、生の意味を求める存在になる、というのである。ここでの「スピリチュアリティ」とは他者や自然や超越者とつながり、生きることに意味を与える精神性、心に安らぎをもたらすものなどを意味している。ともかく、彼女の説明は、認知症を生きる体験者としての率直な告白だろう。そして彼女は認知症の人の自己意識の変化を次のように整理する。

「認知症の人は、認知から感情、そして精神へと続いていく大切な旅をしているのだと思う。私はこの旅をとおして、本当に大切なものは残ること、そして消えゆくものは大切ではないことに気づき始めた。このことを社会が理解できれば、認知症の人は尊重され、大切にされるだろう。私たちの外側にあるのが、認知する自己であり、職場や自宅でみせている仮面の自分である…そのすぐ下には、感情の層があり、自分と他者とのかかわりの中での特質を成す…この感情の層は、認知症の旅が進むにつれて、ますます混乱してくる…しかし、ますます混乱していく感情の層の下には、認知症の破壊にもかかわらず、そのまま無傷であり続ける本当の自己がある。スピリチュアルな自己、超越する自己だ。これが庭園や草花の美しさとつながる私であり、神とつながる私であり、私の本質である精神なのだ」[23]。つまり、人は通常は「認知する次元」で生活を営んでいるが、その下層には、感情的な反応層があり、さらに深い次元には自然や他者や神とつながる「スピリチュアルな自己」としての真の自己が横たわっている。

ここでの「混乱していく感情の層」とは、対人関係などの外的な対象によって引き起こされる感情であり、この感情層の基底には、「庭園や草花の美しさとつながる」真の自己の情感性が流れているということだろう。「庭園や草花」は外的対象ではあるが、感情的反応層の基底に流れている情感性と交感、融合するものなのだろう。

そして、すばやく認識する能力は、社会では重視されているが、人間にとり本質ではない。重要なのは認知症の進行にもかかわらず、無傷で残る精神的な自己である。この人間の実存に目を向ければ、人間を理性的自我に縮減する現代社会の偏りに気づくかもしれない。

彼女は、「正常であることの感覚も知っている」[24]ので、認知機能の喪失を悲しみ、不安に思う主体的自己も継続している。認知機能が衰えるに従って、このスピリチュアルな部分、すなわち真の自己が自覚され、その自己は過去も未来もない今という時に生きている。それは新しい生であり、永遠につながっているようでもある。そして、「自分が何を言うか、何をするかが私ではなく、私はただ私である。自分が誰であるかは魂が決めることだ」[25]ということが分かった。その結果、「在る」という存在様式に重点が移行した。

後述するフランクルによれば、「在る」あり方においても、意味に充ちた価値実現ができる。自然や芸術の美しさに没入することによって実現される「体験価値」、自分の与えられた境遇に対して取る態度によって実現される「態度価値」である[26]。この態度価値は、身体が動かなくなって、死の床にあるときでも、保持できる人間の自由である。自分の運命を苦悩する内的自由こそが人間の尊厳の根拠となる。

以上を簡単に要約すると、クリスティーンの内在的証言から判明するのは、外界の認知や対人関係には乱れが起こるが[27]、自己の根底にある人生の意味を感じる自己性は認知症になって以後もずっと維持されている。これが、人間らしさの本質である。このことに関しては、認知症者と日常的に接している人や介護者のなかに、彼らが自己を失ってはおらず、ときに深い洞察を語ることがあると証言する人たちもいる。

長谷川和夫は、「認知症（嗜銀顆粒性認知症）になっても、私は私のままであり続けています。今日の私は昨日まで生きてきた続きの自分です。認知症の人にとって、認知症になった自分とそれ以前の自分には、そんな大きな差はないのです」と、認知症発症後も自己意識は変わらないと語る。また長谷川は、「私の場合、朝起きたときは調子がよく、午後から夕方になると、混乱がひどくなる。一晩眠ると元通り頭がすっきりしている」[28]、と認知症の症状が固定的なものではなく、かなり流動的であることを強調する。

医師の山田規畝子は、大規模な脳出血をし、その部位は、右脳基底核にあたり、直径8センチメートルもある血腫を取り除く。その結果、右半球を中心に前頭葉、頭頂葉、側頭葉、後頭葉に及ぶ広範囲なダメージが残り、高次脳機能障害に陥ったにもかかわらず、「自分のことを観察する『私』はほとんど無傷で残っている。そのため、以前の自分と今の自分との比較がいつもできてしまう」[29]と自己分析する。つまり、「客観的に自分をみつめることができる自己」が脳へのダメージ後も保持されている。この自己意識はアルツハイマー型認知症の人の証言にもよく見られる。自分を冷静にみて、「以前の自分」から「今の自分」を評価する視座が自己意識に残っているから、「自分がなさけなく」なる。このことから脳機能の障害にもかかわらず、自己意識は継続していると考えざるをえない。あるいは、後述するヴェーダ哲学の不二一元論が説く、主客、自他を離れた「認識主体」が脳機能とは別に存在するのだろうか。

認知症の人の対人関係とその内面

クリスティーンによれば、名前を思い出すことはできないが、その人とのつながりやその人は知っているという。知ることは記憶と深く結びついているが、同じものではない。また記憶が曇っていても、知ろうとする意図はある。しかし、面会に訪れた人は、自分の名前もその関係もわからないことに驚愕し、落胆して、何も分らないのだから訪問は無益だと思い込んでしまう。しかし、名前や関係については分らなくても、人と人との交流は成立する。むしろ対等で純粋な交流の可能性が開かれる。彼女は、認知症の人が交流できる部分は、感情的領域であるとして、次のように説明する。

「わたしたちが認識や知覚で生きているのではなく、精神の深み（a depth of spirit）にいて、錯綜した感情とともに『今』にだけ生きているということは、あなたの側からみれば、私たちに触れ、目をみて、微笑むことによって、私たちと深くつながっていけるということでもある」[30]。つまり、親しみの気持ちをもって、一緒にいるということで、交流が成立するのである。「認知症の人が精神の深みにいる」という自己把握は、認知症を理解するための、斬新な視点で、とても興味深い。「精神の深みにいる」とは、認識や情報処理の速さや、行動、社会的レッテルとは別次元にある人間の本質を生きているということだろう。

クリスティーンは、自分の感情とスピリチュアリティによって、社会的な外面ではなく、人となりは知ることができる、と次のように語る。「その人の中心の核となる部分ではどんな人間かを私は知ることができる。けれども、その人があなたのいる世界、つまり認知と行動、名札と功績の世界において誰になるのかについては、私には分らない」[31]。なお、認知症の人は顔の表情、言葉の調子から、相手の感情を読みとる能力はあまり衰えていないことが報告されている。

そして、「感情から感情に伝わるようなあなたの反応」は認知症の人でも感受できるとし、その理由を次のように詳述する。

「私たちがより感情の世界に生き、認知の世界を生きることが少なくなっているので、記憶に残るのはあなたが何を言ったかではなく、どんなふうに話したか、ということだ。私たちには感情はわかるが、話の筋道はわからない。あなたの微笑、あなたの笑い声、私たちにふれるあなたの手が、私たちに通じるものだ。共感することが私たちを癒してくれる…訪ねて来ても何と言っていいかわからない時は、ただそばにいてくれればいい。私たちは言葉よりも、あなたがそばにいてくれること、私たちと感情を分ち合ってくれることが必要だ。私たちの感情とスピリチュアリティはまだここにあるのだ」[32]。

「記憶に残るのは、何を言ったかではなく、どんなふうに話したか」という指摘は、私たちの虚を突く。私たちは、話の内容が重要であって、「どんなふうに話したか」などは周辺的なことだと思っている。しかしそうではなく、人間関係の核心は共感や感情の共有にあるのかもしれない。言葉によらなくとも、心が通い合う深い交流はできる。それは、幼児との交流を想像すればよい。

また「話さなくとも、だまってそばにいる」ことが重要だという助言には深く頷くところがある。末期がんの人は、終末期になると会話ができなくなり、そばにただいるだけになるが、それが不思議に充実した時になるのを何度か体験したことがある。言葉を交わさなくとも、存在と存在との交流のようなものがあるのかもしれない。

そして認知症の人とのコミュニケーションでは、支離滅裂であっても、間違いを指摘せず、何を伝えようとしているのか、状況、表情や仕草などから、その思いを汲み取って欲しいと彼女は助言している。つまり、認知症の人との交流の通路は、思いを汲み取るという感情的領域での交流にあるということだ。

ここで、人間関係をもう少し掘り下げてみる。私たちの通常の生活においては、表層的な交流に終始し、そこでは人格的な交わりは成立していないことが多い。クリスティーンも引用しているマルティン・ブーバー（Martin Buber, 1878-1965）『我と汝』では、「我」に対置されるのは「汝」の存在全体であり、対象化された「汝」ではない。これに対し、「我―それ」関係では汝を認識の対象とし、「我」の視点から「汝」を見て、「汝」に意味を与える。そこでは「我」は、「汝」の表層を切り取った一部としか交流を果たしておらず、生きた真の出会いは生じていない。生きた真の交流をするには、他者性を保持したままの他者全体と出会うことであり、それには他者の無条件な受け入れと承認とが前提となる。真の出会いは、相互に肯定しあい、応答しあい、両者が共感する場にしか成立しない。簡単に要約すれば、「汝」を対象化、言語化して、「我」の理解の手中に還元すれば、「我―それ」の関係に陥る。「汝」は「我」の理解を超えた他者であり、他者との関係は、他者を全面的に受け容れ、両者の応答する場が形成されなければ、他者との出会いはない。このような「我と汝」関係は、クリスティーンが望む「魂と魂のつながり」の関係である。

認知症の人と出会うには、相手を「わけのわからない存在」とみるのではなく、クリスティーンのいう「スピリチュアルで豊かな潜在性を秘めた存在」「精神の深みにいる存在」として相対しなければならない。こうして、彼女自身の対人関係も変化する。「今や私の感情はもっと開放され、ほかの人の気持ちを気にかけるようになった。今の私は、その人の外面の仮面だけではなく、その人全体とつながろうとする」[33]。

ブーバーの『我と汝』は人間関係のあるべき姿を理念的に考察したものであるが、日常生活においても、他者との交流が深まるにつれ、その理解が根本的に間違っていたと思い知らされることはよくある。つまり、私たちは他者を自己の偏向した誤解に基づいて把握しているが、他者は常に自己の理解をはみ出ている。すると、私たちの人間関係は、濃淡の差はあるにしても、相互の誤解と幻想の中にあることを免れないことになる。

これに関して、レヴィナス（Emmanuel Levinas, 1906-95）は、「我」と「汝」関係は「他者を相互的な関係のうちに置くことになるのではないか。その相互性は本源的なものなのだろうか」[34]と疑問を呈している。ブーバーの『我と汝』において、「汝」が「我」の理解からはみ出ていることを強調すると、他者の絶対的異質性に行き着く。そして、他者の顔に相互性を打破する絶対的他者性と倫理的責任を認めるのがレヴィナスの主張である。倫理的責任というのは、人は他者に命を与える力はないが、反面で、他者を殺害する能力を保持している現実から生じる。他者の顔は神の如く、「汝殺すなかれ」と訴えている。

クリスティーンが力説しているのは、認知症者がわけのわからない人ではなく、深いレベルで自己に回帰し、スピリチュアリティの次元では、豊かな可能性を持った存在なのだ、ということである。そのため、認知症の人と交流するには、社会的な地位や教養などの自己を鎧うものを徹底的に除き去り、魂と魂との交わりという次元に立ち至ることが求められる。

そして、認知症の人は他者とのつながりが、とても重要な意義をもつとし、その理由を次のように語る。「この病気は、私の覆いを取り去り、幾重にも層をなす私の人格のなかの宝を開くような病です。…認知症の旅を進んでいくと、私は自分のスピリチュアリティを支えるために、ますます他者に頼るようになるので、あなたには私の精神に直接かかわってほしいと思う…あなたは私の魂と永遠の次元でつながるという、きわめて重要な役割を担っている」[35]。

認知症の人は言葉と行動に乱れと混乱が生じ、行動から感情を推察する通常の対応の仕方が適用できないので、認知症の人も周りの人も互いに親密な人間関係は結べないと思い込んで相互に距離をとりがちである。にもかかわらず、本当は、認知症の人も親密な人間関係を欲しているのだ。認知症の人とかかわるときには、不完全な言葉と行動の背後に垣間見える心情に共感しながら、人間関係を構築することが強く求められている。クリスティーンの証言は、私たちの常識をくつがえし、人間関係において言葉や知性はさほど重要ではなく、言葉や知性に依拠しないもっと心情的な次元での交流が人間本来の関係なのだということを教えてくれる。

認知症の人の信仰

クリスティーンは、一九九〇年にクリスチャンになる決意をし、「あふれるほどの喜びと安らぎ」を感じた[36]。それから聖公会の教会に通い始める。彼女はそれまで、自分の能力に自信を持ち、容赦なく自分を駆り立て、他の人たちをも駆り立てていたが、信仰者になってからは、「他の人たちと人生に心を開いて段々と信頼することを学び、神に私の生涯を担われる」ことに思い至るが、「これは私にとって最も学ぶのが難しい課題」だった[37]。

彼女は、自分の人生を振り返り、「アルツハイマー病（当初の診断）になったことは、自分の知性に自信過剰だった私への、神の皮肉とユーモアの絶妙の技だったのだ！　何年もの間、知的な難しい仕事で成功し、新しい知識を学び、改革を達成し、頭の体操がすばやくできない人を仕事で見下してきたその後で、やっと今、私は謙虚になった。そして、知性というものが実はどんなにつまらないものかを悟ったのだ」[38]と人生を通覧して、認知症が自分の人生にもたらした転機を意味づける。

聖公会の集会に参加して、牧師のエリザベス・マッキンレーと知り合い、後に彼女はクリスティーンの精神的指導者となる。クリスティーンは、「神と向き合い、私は怒り、怖れ、混乱し、そしてついには受け入れた。そのようにしてクリスチャンとしての信仰は確かに開花した」[39]と振り返り、信仰によってもたらされた認知症に対する自分の態度の根本的変化を次のように語る。

「認知する自己のみならず、一貫し安定した自己の感情への信頼さえもが失われていく。ただスピリチュアリティはそのまま残っている…私が選んだ意味は他者への愛、創造主への愛、そして自分の病の真の意味を受け入れることだった。私たちが人生から何を欲するかではなく、私たちが人生に何を与えられるかだ。…私のクリスチャンとしての信仰は、苦しみにさえも意味を見出すことを助けてくれた。私に希望を与え、うつ状態を引き起こす自己憐憫に陥らないように私を助け、隣人を助けることに私の目を向かせてくれた。信仰の助けによって、私という存在がまだ十分に私であり、神や隣人との関係を保てているということを、受け入れられる」[40]。こうして彼女は、病気は変わらないが、病気に対する態度を変え、認知症と共に歩む人生を積極的に肯定する生活を送るようになる。フランクルのいう態度価値を実現したのである。

彼女は、認知症になってから、「神にさらに大きな信頼を置くようになった…もし、この精神的成長は得られなくてもいいから、再び元気になる方がよいかと聞かれるなら、この心の安らぎと幸福を失うよりは、むしろ病気のままでいる方を選びたい」[41]。そして、「私の経歴のすべては、神がこの本を私に書かせるための訓練だったのではないか」とさえ想像する[42]。ここには、認知症の症状の進行には恐怖を覚えるが、にもかかわらず神への信頼を通して、精神的に成長し、「心の安らぎと幸福」を自分のものにした心境の深化が語り出されている。このような、人生への肯定的な態度への転換は、宗教的回心に見られるものである。キリスト教に入信したライの患者は、「病気にならず信仰を得なかった生と現在の生とどちらを選ぶかと問われれば、現在の生をと答え得よう。…今がみじめだと思っていない。むしろより人生を肯定しうるし、いろいろなことに意欲を持って来たと思っている」[43]と告白している。これらの告白は、防衛機制による無意識的な合理化ではなく、態度価値の大きな転換であり、心の世界が建て直されたことを意味する。

クリスティーンは講演で、「私が神のイメージにおいて創造されたということは身体と心が完全ではないにしても、愛し、犠牲を払い、希望を持つことのできる魂として存在していることだ」[44]とその希望を述べる。その希望に関して、「大切なのは、私の永遠なる命であり、その命は私の認知症との旅を通して、またその旅を超えてずっと存在する。私の信仰は私に別の視点を与えてくれる」[45]と、信仰により獲得した新たな生命観を語る。生活態度も変わり、「私の内的な精神の源とスピリチュアリティに頼りながら、一日、一時間を贈り物として、認知症とともに前向きに生きることを選んだ。新たな人生にどう対応するかは、誰もが選べることだ。その第一歩は、祝福できることを見いだすことだ。人間関係に細やかな気持ちになり、スピリチュアリティに心を開いて、ゆっくり生き、人生のよいところを見いだすことに喜びを感じる」[46]。また、「このサバイバルの旅は、内なる精神を発見する旅であり、手放すことによって内なる安らぎを見出す旅である。仏教にこんな言葉がある。―知恵者は手放すことができる。手放すことは、限りない喜びを受取ることに他ならない」[47]。

こうして、クリスティーンは、「神がありのままの私、本当の内なる自分を愛してくれることを知り、手放しして、神に身をゆだねた」[48]ことで、認知症の診断時に「自己を失う」という「大きく口をあけた深い恐怖の溝」を飛び越えることができた。

ここで、「手放しして、神に身をゆだねる」という決断に至る彼女の歩みを振り返ってみる。クリスチャンになったとき、「あふれるほどの喜び」を体験し、同時にそれまでの知性を重視し、自分の能力を誇る生を捨て、自力で生きる生から贈与としての生へと生に対する態度を組み替える。また、他者に頼るようになり、幻覚に悩まされていた時も、教会の友人グループの祈りによって、幻覚が解消する。したがって、彼女のキリスト教信仰は、日々の経験を通して、すこしずつ形成されてきたものである。さらに重要なのは、認知症という障害と向きあい、日々襲ってくる困難に対処するだけの心の余裕と平穏の領域を、神とのかかわりのなかで、形成し得たことである。そして自分の人生を俯瞰して、神が私たちひとりひとりに計画を持たれていることを信じるに至る。

以上、クリスティーンの事例では、認知症のストレスと恐怖に向き合い、その現実を肯定することができたのは、その信仰によるところが大きい。「死の陰の谷を行くときも、わたしは災いを恐れない。あなたがわたしと共にいてくださる」（詩編二三編）の引用は、その信仰の到達した境地をよく表している[49]。

彼女の信仰への歩みは、神との内面的対話をとおして、自分の内面に、この世界にありながら、この世界を超えた領域を育んだところにある。困難に対処する経験を通して、神と対話し、神への信頼を形成していった。たとえば、脳のスキャンをしているとき、恐れで具合が悪くなる。そのとき、「苦しみのなかで神が共にあるという大きな安心を得た。スキャン台ではなく、みずみずしい緑の草原に横たわり、神からくる光だと思える、その輝きを浴びている美しい幻影をみた。そのときから心の中に安らかな感覚が生まれた。そこからすばらしい強さが引き出された」[50]。また検査結果を待っているとき憂鬱になり、眠れずに転々としていたとき、「祈り、信じられないくらいの喜びの夢をみた…そして神に心を向けている限り、恐れは容易に捨て去ることができるようになった…私は精神的にも感情的にも癒されてきたし、今も癒されている」[51]と書く。したがって、「神が共にある」という実感は、彼女自身の体験を通して体得したものである。

そして、「あと三〜五年でホームでの全介護が必要になるだろうが、自分は神と共にあるのだから、憂鬱になることはない」[52]とまで勇敢に語るクリスティーンは、死への道程にあっても神と共に歩んでいるという確信があるようだ。

こうして、クリスティーンは、認知症の進行にもかかわらず、心の安らぎと幸福を感じながら余裕をもって生き抜くという新しい認知症者像を創造したともいえる。むろん彼女の精神的安定は、再婚相手のポールをはじめ、周囲の人々の支援に支えられていたものでもあるが。

最後にクリスティーンの言及する境地は、老人にとっても、生き方の参考になる。「認知は二次的なものと考えて、ゆっくりと生きていく人生に満足すれば、私たちの人格の他の部分がひろがってくる。人生を意味づけるものにもっと大きく目覚めれば、自分のスピリチュアリティを再発見できる」[53]、「一日を贈り物として、祝福できることを見出す」などの言表は、老人が舵を切る方向を明瞭に示している。そして、最終的には「手放すことによって、内なる安らぎを見出す」ことになる。

長谷川和夫もまた認知症を受け入れられたのは、「神様が信仰を与えてくださり、慈愛とともに見守ってくださるという安心感」[54]が大きかったと告白しているので、超越的存在へ信頼は認知症にあって希望の源となっている。

補論　認知症の神学と魂の性質について

認知症の神学

マッキンレーは、聖公会の牧師であり、クリスティーンの宗教的指導者であった。彼女は、クリスティーンとの交流のなかで、認知症の人に信仰は可能かという難題につきあたる。キリスト教は神の前での個人の責任を問うため、意志表示ができない人の信仰をどう考えるのか、という問題が生じるからである。その難題に取り組むなかで、マッキンレーは、「認知症の神学」を著す。以下にマッキンレーの「認知症の神学」の概略を示す。

―マッキンレーは、人間を魂と身体の二元論ではなく、身体・心・魂という統一体としてとらえる。かつてのキリスト教（カトリック）は、ギリシャ哲学の概念を援用して、人間を魂と身体とに分離する二元論に陥ってしまった。しかし聖書は、人間存在を身体、魂、霊、心などに区分しておらず、人間を全体として把握している。

パウロ書簡には、人間の身体は聖霊の宮であり（Ⅰコリ六・一九）、私たちの身体は衰えても、内なる人は日々新たにされ（Ⅱコリ四・一六）、身体は神の栄光を現すためにある（Ⅰコリ六・二〇）と記されている。だとしたら、年老いるのは、恐れるべきことではなく、信仰者にとっては、神の性質を映し出すものへとつくり変えられていく希望に満ちたことである。そして、最終的には、イエスの復活につらなる。神を深く知るのは、「心の目」だとされ、知的認識ではなく、心情的な覚知である（エフェ一・一八）。

小グループで、認知症者のスピリチュアル回想のグループワークを実践していると、彼ら彼女らの人生と神についての発言から、神は依然として現存するし、その人にとって、神がどういう意味があるのかも話すことができる。マッキンレーは、クリスティーンとの交流のなかで、認知症に対する見方が大きく変化したという。認知症であっても、神と他者との関係は維持でき、人間を人間としている自己は現存しているのだから、その信仰を保持し続けることができる。

しかも、神は魂のみに働きかけるのではなく、身体を含めた人間全体に働きかける。たとえば、私たちの最も深い畏敬の感覚は、身体の感覚を通して生じ、身体的に表現される。そして、言うまでもなく、神の愛は人間の社会的価値や功績によって与えられるものではなく、一方的な恩寵である。

マッキンレーは、信仰共同体の役割にも言及する。ユダヤ・キリスト教、イスラム教では、信仰共同体を支える基盤として伝統的に記憶が重視され、記憶は信仰生活の中核をなしている。しかし他方で、パウロは信仰共同体がキリストの体としてひとつの体であり、互いに助けあうべきだと説く。それなら、記憶の衰えたメンバーに対しては、信仰共同体の成員は、その人の記憶を支援する義務がある。すなわち、信仰共同体は、信仰、聖書、儀礼、祈り、礼拝の記憶を支援することによって、認知症の人がその信仰を保持できるように助ける責務を負う。さらに、認知症の人は孤立しがちであるので、信仰共同体は彼らの人間関係を求める切望に応えなければならない[55]。

以上、マッキンレーが「認知症の神学」に書いている概要である。彼女は介護者たちから、認知症の人がときおり深い洞察を示すという証言を紹介しているし、グループワークでの認知症の人の発言からも、その人たちが神への信頼を開陳している事例を紹介している。こうして、彼女は、認知症の人が神を知り、神に祈り、信仰を持ち続けることができると確信したのである。

マッキンレーは、魂と身体との二元論を否定し、パウロ書簡に依拠しながら、神との関係は、身体を含めた人間の全体が関与していると論じる。確かに、パウロ書簡では、人間が地上の自然の体で誕生して、死後、キリストのように天に属する輝かしい霊の体として復活するという希望が説かれ（Ⅰコリ一五・四二―四九）、人間にとり身体は不可欠な要素となっている。

なお、マッキンレーは、スピリチュアリティを「ひとりひとりの存在の核となる部分に位置し、生きることに意味を与える、きわめて重要な領域」[56]と定義し、自然、芸術、宗教、関係性などの領域を介して顕現する究極の意味としている。

魂の性質について

現代のカトリックのカテキズムでは、魂は肉体が滅びても不滅であり、最後の復活のとき、再び肉体と結びつくと表現されている[57]。この点では、ギリシャ哲学由来の二元論は維持されているのだろう。「最後の復活のとき再び肉体と結びつく」という「肉体」とはパウロの言う「霊の体」のことなのか。また魂とはどういう性質なのかを探求するために、霊魂不滅説を検討してみる。聖書には明瞭な霊魂不滅の記載はないが、トマス・アクィナスはギリシャ哲学を組み替えて、魂の不滅を『デ・アニマ』において次のように説明する。

「人間の魂がそれ自体で存在し、不滅であるということは、魂が知性的認識の能力を有するという事実から証明される。知性的魂は、あらゆる可感的事物の本性を把捉する。他方、身体器官は可感的事物の本性を持つものであるから、それ自体の可感的本性を受け取ることは不可能である。このことから、知性的魂が身体器官に依存していないことは明らかである。さらに、知性的魂は個物から抽象された普遍的本質を把捉できる。また、人間は永遠に存在することへの自然本性的な欲求をもっている。このことからも、魂は知性的実体であることは明らかである」[58]。

ここで、可感的事物の次元にある身体器官は、同じ次元にある可感的本性を受取れない。それを受取れるのは身体器官から独立した知性的魂だとする。たしかに、「見る」「感じる」という感覚器官は、見ている「自己」、感じている「自己」が前提とされなければ、感覚できないだろう。アクィナスは、感覚している「自己」の認識は知性的魂にあると考えたのだろう。

なお、ルイス・フロイス『日本史』ならびに『イエズス会日本年報』は、一六世紀後半のイエズス会の「霊魂の不滅」に関する問答が、近畿の知識層の強い興味関心を引いた次第を記している。『日本史』によれば、「人間には肉体に依拠した感覚的な生命と知性的な生命との二種類がある。感覚的生命は獣、鳥、魚などと共通する。これに対して、知性的生命、つまり理性的魂は肉体に依拠していないため、理性的魂に基づく生命は肉体の滅亡後も存続する」(『完訳

フロイス日本史』中公文庫、二〇〇〇年――一巻一六七頁、二巻二三一頁、四巻一二四頁、五巻一七、三三、一六二頁)[59]。

ここで、「知性的魂」は死後も存続するとするトマス・アクィナスの教義とクリスティーンの言説とを比較してみる。彼女は、認知症が進んでも、認知する自己、感情の層の底に変わらずあり続ける本当の自己に気づく。「私はまだ私であるだろうと気づいた。それは永遠なる自己、魂としての私である。私の魂が私なのであり、常に私であり続けるだろう」と真の自己を規定する。「永遠なる自己、魂が私である」との断言は、「認知」と「感情」「真の自己」とを対比し、「真の自己」の方の永遠性を指摘する。他方、アクィナスは「感覚」と「知性」とを対比して、可感的事物の本性を把握し、個物から抽象した普遍的本質を把握する能力を知性と規定する。つまり知性とは、感覚的認識においてその本性を把握する力、物事の本質を抽象化して理解する力である。

クリスティーンの語る「認知症になっても残る自己」とは、「自己のスピリチュアルな中心」「生まれてから死ぬまで、人生の意味を引き出すもの」「純真無垢な自己」「人間らしさ」「庭園や草花の美しさとつながる私」などと表現されている。ここには、感情の継続も含まれる。これが「永遠につながる魂」の内実である。そして、認知症になり知性のつまらなさを実感したともいう。この知性は主に認識し、情報処理をする知性であり、アクィナスのいうギリシャ哲学由来の「知性」とは趣を異にする。いずれにしても、アクィナスの説く、知性的魂の死後存続と、クリスティーンの認知の層が剥がれて姿を現す「真の自己」の永遠性とは異なる。

なお現代のカトリックのカテキズムでは、神との交わりの場所は、人間の最深部にある魂（soul）だと定義されている。

おわりに

認知症の医学的知見が「なにもわからなくなる」病という社会的固定観念の形成に一役買っている。しかし、実情はまったく異なる。認知症の人は、普通の人が習慣的に行っている日常生活を送ることが、内的に「巨大で威圧的な」困難さを伴い、その中で懸命に努力して生きている。しかも、以前できたことができなくなるという不安と恐れのなかで、自己に対する激しい葛藤を抱え、深く傷ついている。それゆえ、他者から自分の無能さを指摘されたら、憤るのは当然といえる。そして、誇りが傷つけられることに敏感なのは、自己が継続している証拠である。

脳の認知機能が衰退しても、感情は継続し、本来の自己はかわらず継続している。その自己は今を生きていて、人とのつながりや神とのつながりを感じ、人生の意味を見出そうとする深い次元での自己である。あるいは、庭園や草花の美しさを感じ取る人間らしい自己でもある。

つまり、美しい自然などのもののよさを判別する情感性ならびに真の自己そのものを認知症は毀損しない。だから、認知症になっても、「私は私であり続ける」のだ。自意識も人間らしさも、かわらず保持しているという認知症当事者の証言は大きな意義をもち、認知症の人への通俗的理解に大転換を迫るものである。クリスティーンは、認知症になって、むしろ本来の人間らしさを取り戻したとさえ告白している。興味深いのは、訪問してくれる親しい人の名前は忘れるが、その人となりは解っていることだ。言語によらなくとも、人格的交流はできる。これは、私たちの人間関係のあり方が知性や言葉に偏り過ぎているのではないか、との反省を迫るものである。

クリスティーンの社会への提唱は、認知症の人を価値ある、尊厳をもった人間として扱ってほしいという、しごく当然の願望である。それでなくとも、認知症の人は日々の生活において自己にいらだち、傷ついている。自意識があるということは、プライドも保持しているということだ。そのため、認知症の人が人間らしく生きられるかどうかは、対応する人の人間性への敬意の深浅に左右されることになる。クリスティーンは幸いなことに、再婚相手のポールという最良のケアパートナーに恵まれた。

彼女が切実に求めた信仰の内実は、罪の贖いなどの伝統的キリスト教の教義体系ではなかった。むしろ生きて働いている神への信頼であり、日々の生活の困難のなかで、真剣に神に問いかけ、求めるという切実な経験を積み重ねることが「神が共にいる」との信頼を形成していった。

そして、真の自己は永遠の次元にあるという実感を得たのは、記憶の弱化にともなう時間の流れの停止によって直観したものである。クリスティーンの主張は認知症であっても「私は私であり続け」、私の人格は脳機能に還元できない、というものである。

長谷川和夫は、「認知症は、時間や場所の感覚を失い、知人の顔が分からなくなるなどの支障は生じる」、とはいえ、「右の脳の司る感性の働きは健在で、喜怒哀楽や悩み、希望、豊かなものを求める気持ち、年配者としての誇り、他者や子どもをいつくしむ気持ちなどは、うまく表現できないにしても、溢れるほどに秘めている。その反面、感情の抑制がきかなくなり、些細なことで怒ったり落ち込んだりすることもある」[60]と内面のあり様を詳細に描く。「感情の抑制」がきかなくなるのは、前頭葉の抑制機能の衰えによると考えられている。それに加えて、認知症の人が暴力的になるのは、「私はこれをしたくない」という言葉が出てこず、また、その理由を言うことができないなど、コミュニケーションの障害にもよる。認知症の人は、感情や自意識は健在で「心は生きている」ので、「何もわからない人」「まともに話が出来ない人」として扱われたり、蔑視されたりすれば、人格は傷つく。そのため、認知症になっても、内面は健康な人と同じであることを解ってほしい。

こうして、認知症の当事者による認知症の啓蒙活動は一定の成果は挙げている。厚生労働省は、「認知症になっても本人の意思が尊重され、できる限り住み慣れた地域のよい環境で暮らし続けることのできる社会」の実現を目指して、認知症の施策を推進している。二〇一七年には「認知症施策推進総合戦略（新オレンジプラン）――認知症高齢者等にやさしい地域づくりに向けて」を策定した。その一環として認知症サポーターの養成がなされ、二〇二二年六月で、全国で一三九一万二五一三人の認知症サポーターが、オレンジカフェの開催や参加、見守り、傾聴などの活動に取り組んでいる。

また、二〇二〇年、認知症官民協議会による「認知症バリアフリー宣言」がなされ、企業・団体が認知症の人が生活するうえでの障壁を減らすための取り組みをし、安心して店舗やサービス・商品を利用できる環境などを提供することを目指す。

これらは、認知症の人の声が届いた結果である。にもかかわらず、認知症の人イコール「何もわからない人」という社会的偏見は、依然として根強い。認知症は老人の病で、八〇歳後半では四四%が、九〇歳以上では六〇%が罹患する。このような年齢による発症率の増加とその割合をみると、認知症は高齢化にともなう老化の病という側面が否めない。物忘れは老人にはつきもので、認知症の人の症状と重なり合う。認知症の人は自力での生活ができにくくなり、支援が要請される。しかし他方で、余分なものがとれて本来の自分になっていく感覚があるという。老人になってはじめて本来の自己に帰り、存在の感情だけで満足できる境地になるのかもしれない。

注

1 Christine Borden, *Who will I be when I die?* Harper Collins Publishers, Sydney, Australia, 1998（桧垣陽子訳『私は誰になっていくの？ アルツハイマー病者からみた世界』クリエイツかもがわ、二〇〇三年）邦訳、七七頁

2 Christine Bryden, *Dancing with Dementia; My story of Living positively with Dementia*, Jessica Kingsley Publishers, London and Philadelphia, 2005, p.176,（馬籠久美子・桧垣陽子訳『私は私になっていく―認知症とダンスを』クリエイツかもがわ、二〇〇四年）邦訳、二六四頁

3 Christine Bryden, *op. cit.*, p.17, 邦訳、一六頁

4 Christine Bryden, *op. cit.*, p.21, 邦訳、二一頁

5 Christine Bryden, *op. cit.*, p.34, 邦訳、四二頁

6 Christine Bryden, *op. cit.*, p.44-47, 邦訳、五三―五六頁

7 Christine Bryden, *op. cit.*, p.93-94, 邦訳、一一六―一一八頁
二〇〇三年一一月のMRIの脳の画像が転載されている。それを見ると、脳にかなりの萎縮が認められる。「大脳表面上方のくも膜下腔の間隙が認められ、前頭葉、頭頂部で著しい。側頭葉前面部の頭蓋窩でも、くも膜下腔も間隙はひろがっている」。それにもかかわらず、講演するなど能力があまり衰えていない。専門医は、この脳の状態で話せるはずがないと疑い、別の専門医は発病前の能力が高かったことが影響していると推測する。彼女は発病前には簡単なメモだけで講演する仕事に習熟していたので、認知症になってもその能力は維持されているとも考えられる。さらに薬の効果もある。一九九五年から抗認

知症薬タクリン、二〇〇〇年からアリセプトを服用し続けた。服用すると、頭の霧が晴れる感覚があったという。とはいうものの、この画像の二年後に出版された『私は私になっていく』の知的に洗練された内容を読むと、脳の萎縮と知性とは対応していないのではないかとも思われる。

8 クリスティーン・ボーデン、前掲翻訳書、九二頁

9 佐藤雅彦『認知症になった私が伝えたいこと』大月書店、二〇一四年、一一六頁

10 Christine Bryden, *op. cit.*, p.53, 邦訳、六五頁

11 Christine Bryden, *op. cit.*, p.95, 邦訳、一二〇頁

12 Christine Bryden, *op. cit.*, p.101, 邦訳、一二七頁

13 Christine Bryden, *op. cit.*, p.99, 邦訳、一二五頁

14 Christine Bryden, *op. cit.*, p.98, 邦訳、一二三頁

15 Christine Bryden, *op. cit.*, p.102, 邦訳、一二八頁

16 Christine Bryden, *op. cit.*, p.99, 邦訳、一二四頁

17 Christine Bryden, *op. cit.*, p.160, 邦訳、二一四―二一五頁

18 Idem, 邦訳、二一五頁

19 Christine Bryden, *op. cit.*, p.162, 邦訳、二一七頁

20 Christine Bryden, *op. cit.*, p.158, 邦訳、二一二頁

21 Christine Bryden, op. cit., p.163, 邦訳、二一九頁

22 Christine Bryden, *op. cit.*, p.150,152, 邦訳、二〇一、二〇三頁

23 Christine Bryden, *op. cit.*, p.159, 邦訳、二一三―二一四頁

24 Christine Bryden, *op. cit.*, p.102, 邦訳、一二九頁

25 Christine Bryden, *op. cit.*, p.162, 邦訳、二一八頁

26 ヴィクトール・E・フランクル『人間とは何か』春秋社、二〇一一年、一一三頁

27 脳神経科学では、前頭葉と後頭葉をつなぐデホルトモード・ネットワークが注目されている。このネットワークは、仕事をしているときは血流量が低下し、逆に活動していない時には活発に活動する。このネットワークにかかわる脳の部位は、自己認識、見当識、記憶をつかさどる機能と関係している。このデホルトモード・ネットワークの部位と認知症でとくにアミロイドβが蓄積する部位が対応している。この部位が活動をやめると記憶、自己認識、見当識に障害が生じる。私はどこにいて、何をしているのかという意識が失われる。したがって、認知症は脳のこの部分の萎縮に起因すると推測される。しかし他方で、この部位の脳機能は、自己を対象化して現実の世界に位置づける機能とも解釈しうる。以上の知見は、一〇年前のものであり、現在でも有効かどうかは定かではない。

28 長谷川和夫『認知症でも心は豊かに生きている』中央法規出版、二〇二〇年、一四、一七頁

29 山田規畝子『壊れた脳生存する知』角川ソフィア文庫、二〇〇九年、一六七、三〇〇頁

30 Christine Bryden, *op. cit.*, p.99, 邦訳、一二五頁

31 Christine Bryden, *op. cit.*, p.110, 邦訳、一四〇頁

32 Christine Bryden, *op. cit.*, p.138, 邦訳、一八三頁

33 Christine Bryden, *op. cit.*, p.162, 邦訳、二一八頁

34 レヴィナス『全体性と無限』(上) 岩波文庫、二〇〇五年、一二二頁

35 Christine Bryden, *op. cit.*, p.15, 邦訳、二〇四—二〇五頁

36 クリスティーン・ボーデン、前掲翻訳書、一四六頁

37 クリスティーン・ボーデン、前掲翻訳書、一四七頁

38 クリスティーン・ボーデン、前掲翻訳書、一五二頁

39 Christine Bryden, *op. cit.*, p.166, 邦訳、二二四頁

40 Christine Bryden, *op. cit.*, p.168, 邦訳、一二六頁
41 クリスティーン・ボーデン、前掲翻訳書、一五六頁
42 クリスティーン・ボーデン、前掲翻訳書、一五一頁
43 神谷美恵子『生きがいについて』みすず書房、一九六六年、一六五頁
44 Christine Bryden, *op. cit.*, p.152-153, 邦訳、二〇四頁
45 Christine Bryden, *op. cit.*, p.168, 邦訳、一二七頁
46 Christine Bryden, *op. cit.*, p.169, 邦訳、一二八頁
47 Christine Bryden, *op. cit.*, p.170, 邦訳、一三〇頁
48 Christine Bryden, *op. cit.*, p.171, 邦訳、一三〇頁
49 Christine Bryden, *op. cit.*, p.167, 邦訳、一二五頁
50 クリスティーン・ボーデン、前掲翻訳書、一二七頁
51 クリスティーン・ボーデン、前掲翻訳書、一二八―一二九頁
52 クリスティーン・ボーデン、前掲翻訳書、一五九頁
53 Christine Bryden, *op. cit.*, p.166, 邦訳、一二四頁
54 長谷川和夫『認知症でも心は豊かに生きている』、一九頁
55 Elizabeth Mackinlay and Corinne Trevitt, *Finding Meaning in the Experience of Dementia; The Place of Spiritual Reminiscence Work*, Jessica Kingsley Publishers, London and Philadelphia, 2012, pp.186-200
なお、現代のカトリック教会のカテキズムでは、「神のイメージ」に創造されたことに人間の尊厳をみて、身体と精神との統一体として人間を全体的に把握するようになっている。
56 エリザベス・マッキンレー、コリン・トレヴィット『認知症のスピリチュアルケア』（遠藤英俊・永田久美子監訳）新興医学出版社、二〇一〇年、七頁

57 *Catechism of the Catholic Church*, Geoffey Chaoman, 1994, pp.81-83

58 井上淳「トマス・アクィナスにおける分離した魂の認識」（『南山神学』二八号、二〇〇五年、所収）、三三―三六頁

59 拙論「堺とキリスト教」（木村一信／西尾宣明編『国際堺学を学ぶ人のために』世界思想社、二〇一三年所収）、一一七―一三二頁

60 長谷川和夫『認知症でも心は豊かに生きている』、四三、四七頁

第二章　ジャン＝ジャック・ルソーの晩年の自己

クリスティーンが言及している「過去も未来もなく、今に生きる真の自己」は、ルソー（Jean-Jacques Rousseau, 1712-1778）が『孤独な散歩者の夢想』で書いた「存在の感情」（le sentiment de notre existence）、「真の私」（vrai moi）に通底するところがある。そこで、ルソーの「存在の感情」、「真の私」とはどういうものか、検討してみる。

存在の感情

「存在の感情」とは、「魂がしっかりした基盤を見出して、そこにすっかり安息し、自分の全存在を集中して、過去を思い起こす必要も、未来を想像する必要もなく、時間が魂にとって存在しないような状態、いつまでも続いていくが、その持続も感じさせず、持続のあともなく、欠乏も所有も、快楽も苦痛も、欲望も恐怖も、どんな感情もなく、ただ私たちが存在するという感情だけがあって、この感情だけで魂の全体を満たすことができるような状態」[1]をいう。

「存在の感情」は、過去も未来もなく時間が存在せず、自分が存在するだけで満たされた感情である。それは、この世の官能的、世俗的な影響を排除したところに生まれるものであり、この感覚に満足しておれば、この世に存在することそのものが貴重で感動的なものとなる[2]。さらに、この「存在の感情」は、魂の肉体からの離脱へと展開する。ルソーは、「私にとり、肉体はもはや面倒で障害でしかないのだから、私はもう今からできる限りこの肉体から逃れていく」[3]という。そして、森の中で生涯の思い出に浸りながら、一切を包含している理解しがたい存在者へと観想を向けたとき、忘我に陥り、思わず「偉大な存在者よ」と叫ぶ[4]。神の存在の実感に満たされたのである。

彼は社会生活の中でつもりにつもった魂の乱れを、神の手によって造られた自然に浸ることで整え、そのなかで、自我の統合感覚が緩み、自然に溶け込み、そこにたゆたう「忘我」の感覚を味わう。それは肉体の情念と魂との葛藤にある自己を肉体のしがらみから解放させる宗教的営為ともいえるもので、ルソーにとって肉体からの離脱感覚は、来世で生きることの予兆なのである。このようなルソーの「存在の感情」が普遍性を主張できるものなのかどうかは、分からない。彼の空想が飛翔した先にたどり着いた幻想かもしれない。ともあれ、「存在の感情」は、社会的な影響や肉体の影響を排除しようとした老境の感情で、自己自身で満ち足りる感情であり、死後の予兆ですらある。

存在の感情と認知症の人の証言

クリスティーンは言う。「私のスピリチュアルな自己は過去も未来もない〈今〉というときに存在している…過去の思い出と未来の心配から解き放たれたことは特別な恩恵なのだとわかった」。この過去も未来もない今に生きる感覚は、「存在の感情」に似ている。またモリスは、今というときに生きるのは、不安や貪欲から解放され、「静かな山水に月が写るかのように心を鎮める」ごとき悟りの境地という。これらと「存在の感情」とを比較すると、「過去も未来もない時間感覚のなさ」「不安や貪欲から解放された」ことでは共通しているが、「自己の存在に満足する感情」が認知症者の人の証言には見出せない。

とはいえ、クリスティーンは、認知症の初期には自己が崩れていく不安にさいなまれたが、自己の本質は変わらず残っていることに安堵し、心の平穏を得たのであった。モリスは、貪欲や不安のない悟りの境地を感じている。ルソーの「存在の感情」は、社会的なしがらみから逃れていく方向において現れ、社会的不安や心配から解放される点では、クリスティーンやモリスの経験と通じる。

真の自己の形成

ルソーは『対話』で「完全な孤独は、寂しく、自然に反する。愛情は魂を養い、意見の交換は精神を活気づける。我々の『真の私』は我々の内にはない」と述べている[5]。つまり、「真の自己」は、他者との結びつきのなかにある。自己意識には他者との関係性が浸透している。ルソーは、二二歳から二五歳の間、ヴァランス夫人と擬似母子でもあり、恋人でもあるという特殊な関係を結ぶ。ヴァランス夫人については、『告白』（第六巻）の冒頭にレ・シャルメットの思い出として記されている。彼女の家で「一世紀分もの人生と純粋で充実した幸福を味わった」[6]。そして、二人は、互いの全存在を共有するようになる。「この相互共有は恋愛の共有ではなく、もっと本質的な共有であり、官能、性別、年齢、容貌の共有ではなく、それによって初めて自己となるもの、存在することをやめない限り、失いえないすべてに因るもの」[7]と告白している。

すなわち、「官能、性別、年齢、容貌」などの人間の属性を超えた人格そのものとの出会いと交流とを体験した場合、相手があたかも自分に取り込まれたように、自分の存在と切り離せない存在へと内面化する。これは、愛が志向するのは、精神的人格であり、その人格的存在は心身有機体がなくなっても続くとする、後述するフランクルの直感に似て、自分の中に他者の人格が融合してしまったような事態である。

他者の人格を自己に取り込むとはどういうことなのだろうか。それは、他者を模範として自己の形成を企てるというようなことではなく、ずっと親しんだ他者の存在の核、個性をもった、生きた人格が自己の内面から働きかけてくるようになる事態なのだろう。だから、ルソーのいう「存在の共有」「相手が自分に取り込まれる」とは、真の自己には他者との関係が分かち難く入り込んでいる事情を意味している。

ともかく、長く同じ時を過ごし、親しく意見を交換し合った友人は、自己を豊かにし、人格としての精神的資産の土台をなしている。そのため、老人が記憶と想像を働かせれば、ひとりであっても、その精神的資産は、孤独を埋め合わせることができる。「真の自己」とは、自分ひとりのものではなく、そこに他者との関係が分かち難く組み込まれているからである。すなわち、親密な人間関係という外界との交渉を経てはじめて自己が形成されてくるのである。したがって、「存在の感情」を経験できるのは、外界を取り込んでいる若い頃ではなく、外界があるていど内面化された老年期においてだろうと推測される。たとえば、配偶者との死別が底知れぬ寂しさとなつかしさを感じさせるのは、配偶者が自己の内面の一部となり、その共有した情緒が不在となるからである。しかし、内面化された相手の人格は失われることはなく、生きて働き続ける。

クリスティーンは、認知症になってから、「私は自分のスピリチュアリティを支えるために、ますます他者に頼るようになるので、あなたは私の精神に直接かかわってほしいと思う…あなたは私の魂と永遠の次元でつながるという、きわめて重要な役割を担っている」と「官能、性別、年齢、容貌などの人間的属性を超えた人格そのものとの出会いと交流」、つまり「魂と魂との永遠の次元でのつながり」を対人関係に求めるようになる。ルソーと同じく、「真の自己」は孤立して存在するのではなく、他者との深いつながりの中で成立している。

ルソーは晩年、隠遁生活に入り、穏やかな自然に浸り、楽譜の書写と植物採集・観察に没頭する。自然の調和ある秩序への沈潜が、自然と共鳴、同調して、魂に調和と秩序をもたらすと考えたルソーと、自然の草花との交流に「真の自己」のスピリチュアリティを感じるクリスティーンは同一の方向に歩んでいるようである。

秩序を愛する感情

ルソーは、人間を身体と魂との二元論で論じる。身体の感覚を比較し、対象化し、思索する能動的能力は物質的原理とは異質の非物質的実体に支えられた魂そのものの働きに由来する[8]。魂の感情は、感覚に反応する受動的感情とは区別された生得的な能動的感情であり、そこに意志が根ざす。なお、魂の感情は意志と思惟と密接に関連し、全体の秩序との適不適を判定する[9]。この「感情」の役割への着目は、興味深い。現代哲学では、広い意味での感情が良し悪しの価値判断に大きく関わっていることが指摘されている。

ルソーによれば、人間は善についての生得的知識はもたない。理性の発達により善悪を知ると、良心は人間に善を愛させようとする[10]。この善を好む感情は、理性の発達に伴い、より高度な秩序への愛へと展開することになる。

この世界には、神の摂理が貫徹しており、宇宙の精妙な秩序と調和は、至高の知性の現れに他ならない。この自然の秩序は人間の内面とも照応し、それが「自然の言葉」である良心、すなわち秩序を愛する生得的感情によって、人間の内面に秩序を与えている[11]。道徳的善とは、この宇宙の秩序の中に置かれた人間の秩序への愛のことである。

これに対して、悪は自己愛が社会の影響（人々の情念がつくりあげた偏見）を受けて利己愛に変質し、利己愛は錯覚をどんどん生み出し、自尊心にとってかわる。この利己愛は他者との比較によって、やっかいなまでにつのる。その結果、自然の摂理を逸脱する[12]。悪の不調和は、死後も魂が存続することによって、回復される。肉体がなくなれば、利己愛も自己愛に戻り、全体の調和状態に帰るからである。その際、記憶は存続し、人格の同一性は保持されるため、肉体崩壊後の記憶に基づく自己同一性と魂の全体の秩序を愛する感情（良心）とがあいまって、生前の行為が吟味され、奔流のような感動か、あるいは後悔が魂を襲うことになる[13]。ルソーは社会と肉体の影響を排除していくと、全体の秩序を愛する魂本来の性質に復帰すると考えたのである。

こうして、ルソーは、社会の権威によって押しつけられた評価を破棄し、神の造られた自然に戻ることで自己の本来の内面に立ち帰る重要性を説いた。

補論　イギリスの理神論

感情の重視は、イギリスの理神論（神の存在、世界の秩序、人間の義務などは理性によって知りうるとする立場）にも認められる。その理神論は、自然の秩序と調和、あるいは自然の設計を神意によるものと考え、それに接近するための理性と感情とを重視するに至った。

チャールズ・テイラーは、一八世紀の理神論では、神意としての自然の秩序を理解するには、理性のみならず、感情の洞察が重視され始めた、と分析する。アレグザンダー・ポープ（Alexander Pope, 1688-1744）は、「あらゆるものが、一つの巨大な全体の部分に過ぎない／自然がその身体であり、神がその魂なのだ」[14]と唱え、調和した諸機能をもつ、この世界の諸事物が互いに果たす相互貢献の結びつきを「愛の鎖」と呼び、相互貢献には諸事物間の作用因が働いて、この神意による調和は完成への途上にある、と提唱した。それは、神の啓示を自然そのものの設計を読み取り、その設計に従った生活を重視するものへと変えた[15]。その後、ハチソン（Francis Hutcheson, 1694-1746）は、「私たちの道徳感情は、神意による秩序の全体の不可欠の部分である」[16]とし、「道徳感情」が神意の秩序に加えられた。こうして、理性では代用できない感情がもつ洞察が注目されるようになり、神の設計への接近方法において、理性に加えて、感情も導入された。干からびた理性では、人間疎外に陥るとの認識がクローズアップされてきたのである。理神論は、人間が「神のかたち」である理性を用いて、神の創造物である自然の法則を探求し、知りうるという前提にあったが、ここに新たに感情の働きが加えられたことになる。

宇宙飛行士のジェリー・カーは、「宇宙体験は私の信仰を一層強めてくれた…宇宙においては、万物に秩序があり、すべての事象が調和し、バランスがとれており、つまりはそこには一つのパターンが存在するということを発見した。…存在しているのは、すべてがあるパターンに従って調和しているという一つの現実であり、あらゆる神はこの現実を説明するために案出された名辞にすぎないということだ」[17]、と宇宙体験を総括する。これは現代に甦った理神論である。宇宙空間で、体験した宇宙の秩序と調和の強烈な印象は、初めて目にするという宇宙空間の特殊性だけではない。「宇宙体験は私の信仰を一層強めてくれた」「意識の変化が起こった」とあるので、自己変容が示唆されている。ここでは、自己が宇宙の調和の一部と化し、宇宙の調和と自己とが融合した体験が語られている。これに対して、自我が自己以外を対象化して見るという近代的自我の主客関係では、生き生きした生の内実は、抜け落ちてしまう。

すでにみたように、ルソーもまた、自然の秩序と同調することで、自我の統合力が緩み、主客が融合した状態を経験する。この主客の融合した状態で、そこにたゆたう忘我の感覚を味わう。この体験は後述するフランクルの意味への意志が根ざす精神性と通じ合う。

注

1 *Oeuvers complètes de Jean-Jacques Rousseau*, Bibliotheque de la Pleiade, Paris, 1959,（以下、O.C.と略）t.I. p.1046（佐々木康之訳『孤独な散歩者の夢想』白水社、一九八六年、七四頁）なお、以下の内容は、拙論「J・Jルソーの老後の生と宗教」（『プール学院大学研究紀要』第四九号、二〇〇九年）所収の拙論（四一〜五二頁）を参照している。

2 O.C.,t.I, p.1047（佐々木、前掲翻訳書、七五頁）

3 O.C.,t.I, p.1000（佐々木、前掲翻訳書、一〇頁）

4 中川久定『甦るルソー』岩波書店、一九九八年、二一六―二一七頁（O.C.,t.I, p.1140-1142）

5 O.C.,t.I, p.813

6 O.C.,t.I, p.1099（佐々木、前掲翻訳書、一四九頁）

7 O.C.,t.I, p.222（小林善彦訳『告白　上』白水社、一九八六年、二六五頁）

8 Jean-Jacques Rousseau, *Émile ou de L'Éducation*, Garnier-Flammarion,1966, p.352、川合清隆『ルソーの啓蒙哲学』名古屋大学出版会、二〇〇二年、二三一頁

9 Jean-Jacques Rousseau, *op. cit.*, pp.377-378、カッシーラー（生松敬三訳）『ジャン＝ジャック・ルソー問題』みすず書房、一九七四年、八一―八四頁

10 Jean-Jacques Rousseau, *op. cit.*, p.378

11 Jean-Jacques Rousseau, *op. cit.*, pp.379-380

12 Jean-Jacques Rousseau, *op. cit.*, pp.276-277, 板倉裕治『ルソーの教育思想』風間書房、一九九八年、一五四—一五五頁の分析参照。

13 Jean-Jacques Rousseau, *op. cit.*, pp.368-369

14 Charles Taylor, *Sources of the Self ; The Making of the Modern Identity*, Harvard University Press, Cambridge, Massachusetts, 1989, p.274（邦訳・下川潔・桜井徹・田中智彦訳『自我の源泉—近代的アイデンティティの形成』名古屋大学出版会、二〇一〇年、三一三頁）

15 Charles Taylor, *op. cit.*, p.279（邦訳、三一八頁）

16 Charles Taylor, *op. cit.*, p.282-283（邦訳、三二二頁）

17 立花隆『宇宙からの帰還』中央公論社、一九八三年、二七九—二八一頁

第三章　老人の特質と自己論

老人の特質

認知症は若年性もあるが、一般には高齢者の病と位置づけられている。そのため、まず高齢者の精神的特質を押さえておきたい。

精神科医トゥルニエ（Paul Tournier,1898-1986）は老人のパーソナリティの特質を次のように要約している。

> 老人は権力本能を昇華し、心情によって、すべての受容によって、寛大さや無私の心によって、力を示すことができる。老人は、大きく心を開き、理解力があり、無償の愛に輝き、寛大で真実で、羨望、嫉妬をもたず、生命や励ましを与えうる。老人は存在そのものによって、彼の占めている肩書きによってではなく、人間としての成熟度、心の広さ、愛情などの内在的な価値によってのみ生きる[1]。

このような内面的な成熟を老人が達成するのは、経験の蓄積のみならず、退職して、仕事上の人間関係から解放されたという境遇、あるいは自分の生が終焉に近づいているという自覚によって、利害を超えたより大きな連帯を意識する世界に開かれ始めるためかもしれない。
　老人になると活動がおっくうになり、じっとしている時間が長くなるため、行動するよりも内面に沈潜するようになる。病による障害は、たいていは行動能力に関わるものであり、心情にかかわるものではない。このような社会的活動から内面的なものへの組み換えは、クリスティーンの告白するスピリチュアルな自己への移行と軌を一にしている。
　これとは反対に、自己の成熟に失敗し、無気力と無関心のなかに時間をつぶす高齢者もいる。トゥルニエは老人の深刻な試練は、孤独だとし、退職はその孤独感を自分自身にあらわにするという。

自己の能力を開発する喜びを経験しなかった人は、老後、退屈し、無関心と無気力に沈む。人間の性格の特性は、その人が年齢を重ねるにつれ強まっていく傾向があるので、結局、老人ははっきりした二つの範疇に分かれる。一方は、親切で愛想がよく、平和に輝くような老人たち。他方は、エゴイストで文句をいい、権威的で、非難し、自分の不幸を嘆く老人たち[2]。

　この性格の二極化は、老人の性格が過去につよく規定されているためではないか。筆者の経験でも、老人になると、自分なりの生活習慣によって形成された癖、人間関係における反応の仕方の歪みや未熟さが明瞭にわかってくる。しかも、その癖やゆがみや未熟さは、若い頃とあまり変わっていないようにさえ思える。ただ老人になって初めて体験する感情がある。感情は年齢を重ねるにつれ、分化し、繊細になり、奥行きをもつのだろうか。

八木誠一の自我論

さて、クリスティーンの語る「知的自己」から「スピリチュアルな自己」への転換を理解する手がかりとして、八木誠一の独創的な「自己―自我」論を検討したい。この「自己―自我」論は統合論へと展開するが、その統合論はキリスト教の神のはたらきをすべての人に開かれたものとするよう企図されている。

八木の自我論を次に簡単に要約する。

理性的自我は感覚情報を受けとり、言語を用いて考え、自分自身の置かれている状況を認識して、行動を選択し、行動をコントロールする働きである（この働きは自我本来のもの）。この規定によると、理性的自我とは、ほぼ脳機能と重なり、認知症になる前、首相内閣省の要職にあり、知的能力を存分に発揮していたときのクリスティーンの自我意識と合致する。

ところが理性的自我はときとして、身体を対象化し、身体から遊離した虚構の自分をつくりあげ、自分自身に関心を集中し、「私は私のみによって私である」と浅慮してしまう。そのように自分を把握すると、私は私であることを維持強化しようとして（我欲）、自分のありように固執する（我執）ため、自我中心的なエゴイズムに陥る（これは唾棄すべき自我）。この自我の出現の背景には、AはAであり、非Aではないという言語の一意的な論理も加わっている。しかし、当然のことながら、言語の一意的な論理では矛盾を孕んだ存在の現実には迫れない。

自我を動かし、はたらかせるものは、肉体的欲求や情念であり、くわえて、後天的に身に付けた社会的規範や個人的な計画も関与しているが、これらは自己の利得を求めるエゴイズムに浸されがちである。このエゴイズムの背後には、生物としての自己保存と種族保存の強い力も動いている[3]。

さて、この自我観に即せば、私が私以外の現実（環境、他者、生の根源）との関係のなかで成り立っている事実が無視されて、その結果、自我は、身体とその奥にある人間性を見失う。こうして近代的人間は、個人を「単なる欲望的自我」に還元してしまい、生の深みの次元を失ってしまった[4]。

以上が自我論の論旨である。

「私は私のみで私である」という自我の諸問題

この「私は私のみで私である」という自我の諸問題を筆者なりに敷衍して、展開してみる。現代社会では、自然や身体から切り離された「私は私のみで私である」という「単なる欲望的自我」が社会に蔓延し、さまざまな問題が生じている。

近年、ＳＮＳでの交流やテレワークが隆盛し、身体を伴わない言葉だけの人間関係が増大している。それは「単なる欲望的自我」に存在論的根拠を与える。単なる自我は言語的に生成し、自己全体で生きてはいないので、根がなく、同調圧力に呑み込まれやすい。また他者と比較し、自己の優位を求める。しかし、私たちの身体は、哺乳類が誕生してから二億年もの間の進化の成果であるし、その生体のはたらきには想像を絶する合理性が認められる。そのことを思えば、人間同士の差異など取るに足らない。

バクテリアから三八億年に及ぶ生物の進化の苦闘を労することなく、自分の身体として生きる人間の特権を思うが、反面で、この哺乳類の傷つきやすい身体で生きることは、意図せぬ怪我や病によって、不自由を強いられ、最後には死を経験するというやっかいな面倒を抱えているのも否めない。

さて、「私は私のみで私である」と考える自我は、自己否定につながる死を恐れ、嫌悪し、生にしがみつく。すべての人は死ぬのにもかかわらず、異様なまでに死を忌避するのは「単なる欲望的自我」を自己と勘違いしているからだろうか。

「単なる欲望的自我」は自分を支える根拠がなく、空虚なので、むやみに他者と比較し、優越感をもったり、社会的レッテルなどに固執したりして、自我を安定させようとする。それにもかかわらず、身近な人間関係や社会的評価にのみ自我のアイデンティティをおく生き方は息苦しく、不安定にならざるをえない。ＳＮＳなどで承認を求めるのも「単なる自我」の仕業である。

それに加え、日本では、社会全体が序列化を好む風潮があり、単なる欲望的自我の増長に一役かっている。この風潮の弊害に強くさらされるのは、自己形成途上にある若い人であると思われる。

私に閉じた自我は他者との差異に着目し、他者との優劣を内面に組み込む。若い頃は内面が未成熟なため、他者の承認をむやみに求めたり、他者と比較したり、優劣を競うことで自己のアイデンティティを求めるかもしれない。しかし、さまざまな経験を積むにしたがって、多種多様な考え方を主体的に摂取するなどして、自分なりの人生観が形成されてきて、内面も確立される。自分なりの内面が確立されると、他者との優劣をむやみに競うことに意味を感じなくなる。「私は私である」ことに自信をもつ。そして、自己が他者や環境との相互作用によって成立しているのに気づく。つまり、「私は私以外のものによって私になっている」と、自己認識が広がる。そこに、内面の声に従うという土壌が形成される。

「私は私のみで私である」という自我とマインドコントロール

テーマから逸脱するが、「自己―自我」論は、マインドコントロールに適用できると思われるので、触れておきたい。

日本では、反社会活動に染まった異様なカルト宗教が伸張したことがあるし、今後も生まれるだろう。パスカル（Blaise Pascal, 1623-62）はいう。「人間は宗教的な確信をもって行っている以上に、完璧かつ快活に悪をなすことはない」。カルト宗教は、信者を誘うときには、「信教の自由」を盾にするが、一旦確保された信者からは「信教の自由」を奪ってしまう。

キリスト教の正典である聖書自体にもカルト的要素がある。旧約聖書の「民数記」（三一章）や「ヨシュア記」（一一章）には、他民族の殺戮と殲滅という民族浄化が「神の意志」として記されている。元来、宗教はその教えを絶対化する傾向があるが、なかでもキリスト教やイスラム教は、神の啓示として正典を位置づけ、正典を絶対視する傾向が強い。そもそも信教の自由は、カトリックとプロテスタントが血で血を洗った三十年戦争（一六一八〜四八）の反省の賜物であった。すなわち、宗教においては、絶対を相対化する理性的視点が保持されなければならないのである。

なぜマインドコントロールされるのかについては、よくわからない。以下に筆者の憶測を書いてみる。

歴史家のトインビー（Arnold Joseph Toynbee, 1889-1975）は、文明が滅びる原因は、外部の強大な軍事力ではなく、その文明のなかにある「うつろなもの」だという。それを踏まえると、マインドコントロールされやすい心情は、「私は私のみで私である」という閉じた自我にあるのではないか。この自我は、自我を支えるものがなく、他者と比較して、優越意識などで「私」を鎧わざるをえない。そのような自我で生きるのは不安定で、生きづらく、なおかつ心に空虚を感じざるを得ないだろう。そのため、「単なる欲望的自我」は確実で絶対の規準を切望する。何らかの宗教に帰依して、絶対的規準を取り込み、それが迷い、葛藤する空虚な自己に取って代われば、他者の批判にゆるがない、自己―自我の安定した構造が形成され、うつろな空虚が埋められる。

カルト宗教は自我の空虚につけ込む。理性的自我は罪と利己心に汚染されているとして、自己の主体的判断力を捨てさせ、それにかわって、教祖の教えを絶対化して信じ込ませる。それがマインドコントロールである。

では、マインドコントロールにかからないためにはどうすればよいのだろう。第一に自分の直観と理性を信じ、自分で考えて判断する習慣をつける。第二に事実と意見・感想とを区別する。事実はひとつだが、意見・感想は多種多様である。第三に情報の出所を確認する。間接情報ではなく、必ず直接情報にあたり確認する。第四に、信じることは他律的、無批判に教えを受け入れることではない。自分なりに考え、判断する主体性を失ってはならない。第五に、反社会的な宗教活動をする宗教は、その信念体系自体に反社会性が胚胎している。木は実によって知られる。

それにしても、統一教会といい、オウム真理教といい、常軌を逸した教義を絶対と信じ込む日本人の精神構造はどうなっているのだろう。カルト宗教は、生への本源的疑問、生の目的や死の意味などを、伝統的宗教の正典を引用して説き、大きな物語を捏造し、救済を説く。しかし、救済物語を捏造したカルト宗教は、その救済教義を教団の利益誘導に利用する。統一教会は、一九七〇年代に大学で唯物史観と唯物論が隆盛していた頃、そのアンティテーゼとして、聖書の権威を利用した救済論を提示し、学生の心を捉えた。その聖書解釈は恣意的で、愚かしいものであったが、聖書の知識に乏しい日本の学生には新鮮な教えとして受け入れられた。

カルトの救済教義に日本人が弱いのは、人間存在についての基本的素養が根本的に欠如しているためだろうか。あるいは、心にうつろなところがあり、「私は私のみで私である」という自我で生きづらさを抱えた人が社会に蔓延しているためなのだろうか（拙著『自己への視点』聖公会出版、二〇一三年、参照)。

統合作用と統合体

八木によれば、自我の奥には、知性や意志より深い人格そのもの、人間性としての「自己」がある。この自己は、自我の自由にならない「人格としての身体(心を含む)」である。ここでの身体とは、情念や欲望の座である肉体をコントロールする、心を含めた身体としての人格を意味する。そして、物質的・生命的・人格的身体が全体として統合作用(神のはたらき)に担われている。つまり、この人格としての自己は自然や超越者に開いている。そのため、自己に自我が従うのが本来的人間の在り方である[5]。

八木の言う「身体」が重要な役割を演じるのは、身体は自我のはからいを超えて統合作用のもとにあるためである。統合とは、生体や宇宙の統合体に見られるごとく、諸器官や諸物体をそれぞれの働きにおいて統合し、円滑に活動させるための作用である。八木はこの宇宙の物質界、精神界を貫くものとして統合作用を位置づける。

「統合体とは、統合へと促す場のなかで、統合作用を宿し、かつ現実化する極の集合」[6]である。各自の自己は本来、存在全体の系のなかでひとつの極であり、極とは、対極と相互作用し合い、個と全体も相互に作用し合う。そして、極は、対象化する知を排除する。たとえば自己（極）と自然環境（対極）とは相互に作用しあうので、切り離せず、自己（極）と他者（対極）も切り離せない。自然環境を害せば、その害は自己にも及ぶことになる。また、統合体の秩序は揺らぎを許す柔構造としてあり、ピラミッド型ではなく、各個人が平等につながった円環型であり、安定性をもちながらも、動的な統合を示しつつ、未来の完成（終末）を目指す。

直接経験

さて、統合へと促される働きを感知するのは、直接経験によるほかない。直接経験とは言語化され、概念によって秩序づけられた世界を解体し、直接に現前するありのままの現実を体験することである。この直接経験は三つの局面がある。「主―客」直接経験、「我―汝」直接経験、「自我―自己」直接経験である[7]。「主―客」直接経験は、西田幾多郎のいう主客未分離の経験をいう。これは、ルソーの語る、自我の統合が弱まり、自然との一体を感じる経験とも通じる。「我―汝」直接経験は、前述のブーバー『我と汝』ですでに分析した。

「自我―自己」直接経験とは、自我が自己という他者（自分のより深い主体）と出会うことである。これは、自我が自分自身に関心を集中し、「私は私のみによって私である」と考える欲望的自我から自己が外界や他者との相互作用によってはじめて成り立っているという事実を覚知することへの転換であるように思われる。しかし、八木はこのような水平方向への自我の相互依存性のみならず、自我の垂直方向への拡張を説く。パウロの回心を例にあげ、律法を守って自分の義を主張していた回心前のパウロは言語に依る「自我」で生きていたが、回心後の「生きているのは、もはやわたしではありません。キリストが私の内に生きておられるのです」（ガラ二・二〇）との超越への言表は深みをもった自己への覚知という転換であるとする[8]。つまり、自己のうちでキリストが生きているという自覚のなかで、欲望的自我は克服され、逆説的に自己本来の主体的生き方が回復される。それが「自我―自己」の直接経験ということになる。ただ筆者は、言語化された世界を解体するという特別な直接経験を経なくとも、単なる欲望的自我から自己の深みへの転換は可能ではないかと考える。

宗教における「単なる自我」の克服

八木は超越者のはたらきを統合作用への内的促しに集約して、キリストや神という超越者を措定せずに「単なる欲望的自我」の克服の道を提示しようとする。ただ、ここでは、我執、我欲に捕らわれた自我の克服を問題にしているのであって、理性的自我は自己の重要な構成要素であることに変わりはない。

「単なる欲望的自我」の克服は、言うまでもなく仏教の主題である。禅宗では、我執や我欲にある自我の打破は、その修行の最大の眼目となっている。禅宗では自我を滅却し、言語化以前の直接経験に遡り、本来の自己から生きることを求める。社会的、言語的な自我が虚構であると覚知するために、さまざまな修行が考案されている。また浄土教では、超越は浄土の阿弥陀仏にあり、内在のキリストに対応するのは「弥陀の願力」であり、願力には阿弥陀仏が現前する[9]。

とはいえ、キリスト教と仏教の建てつけの大きな違いもある。いうまでもないが、キリスト教は、個人としての人格的主体の責任性をどこまでも追及するが、仏教では自己自体が関係性において成立した幻想なのである。

単なる自我意識から超越者とのつながりを覚知する自己への転換は、フランクルの説く「人生に何を期待できるか」から「人生から何を問われているか」への転換に対応する（後述）。そして、フランクルは、自己以外のなにものかへの献身という自己超越によって、副次的に自己実現するが、自己実現のみを目的とすると、最終的に自己破滅的な結果に至ると警告する。

いずれにしても、自己とは利己的な自己ではなく、自己の内にはキリスト（あるいはイエスの教え）が生きていて、身体は単なる欲望を満たそうとする自我ではなく、キリストを宿す「からだ」として捉え直される。自己と内なるキリストは異質だが、行為において一致する事態を八木は「作用的一」という概念で説明する。「個の働きが超越の働きに根ざし、これを映すことが作用的一である」[10]。

統合作用と聖書

八木は、統合作用の働いた事例として「善きサマリア人」のたとえ（ルカ一〇・二五―三七）をあげる。サマリア人は半死半生のユダヤ人をみて、「体がしめあげられるような感覚に襲われた」。つまり、そのユダヤ人の痛みを自分の痛みとして感じ取り、内的な統合への促しに素直に従い救助した。そこでは自分（サマリア人）を蔑視していたユダヤ人という民族的偏見が雲散霧消し、「我―汝」の直接経験がなされている。この統合への促しは神に由来し、自我より深いものからの内的感覚として直覚される。他方で、祭司とレビ人は、同胞のユダヤ人をみて、助けようとする促しを感じただろうが、関わりあいなるのを恐れ、あるいは介抱するなどの面倒ごとを嫌う「単なる欲望的自我」の声にかき消され、瀕死の同胞を見殺しにして通り過ぎた。

人は統合に向かって動かされていることを自らの身体において自覚する。「あなたがたの内に働いて、御心のままに望ませ（意欲させ）、行わせておられるのは神であるからです」（フィリ二・一三）。このように統合への促しは「意欲とはたらき」として現れ、それ自体が「喜び」として自覚、体験される。

ただ統合への促しは、神からの促しであり、受け入れるか否かは、人間の主体的決断にゆだねられている。ここに、統合作用における神と人との応答関係、人格関係の領域が確保される。そして統合への内的感覚は、観察可能な外部の統合体によって確認できる[11]。すなわち、太陽系や生体に認められる統合体は、統合作用（神のはたらき）の具現化として客観的に観察できる。

この統合の概念は、ルソーの「秩序を愛する生得的感情」と呼応するし、ポープが説く、世界の事物の相互貢献の作用因による世界の調和の達成、さらにはハチソンのいう、神の秩序に道徳感情を包摂する理神論の延長線上にある。

統合への促しを感受するのは、神のはたらきを宿す身体としての自己であり、自己が自我を従える統合がなされて「自己—自我」となる。この「自己—自我」論は、パウロ書簡にある肉と霊の相反する二分法にも適用できる。肉の欲望に従う肉の業（姦淫、わいせつ、好色、偶像礼拝、魔術、敵意、争い、そねみ、怒り、利己心、不和、仲間争い、ねたみ、泥酔、酒宴、その他このたぐい）、霊の導きに従う霊の実（愛、喜び、平和、寛容、親切、善意、誠実、柔和、節制）との対照（ガラ五・一六—二二）は、「単なる欲望的自我」（自我）に従うのか、あるいは「神の促し」（自己）に従うのか、という自我と自己の区分に対応する。

統合作用への促しに従うことは、後述するフランクルのいう超越からの呼びかけに応えることで現れる精神的人格と照応する。この「自己—自我」観からみれば、クリスティーンは、認知症以前は、単なる自我で生きていたが、認知症になってからは、「精神の深み」にいる「自己」において生きるようになった。その「自己」は超越者とつながる「自己」でもあった。

この統合作用を人格化したものが「神の支配」である。「世界も人間も、統合作用（神の支配）が及ぶ場のなかに置かれていて、だから世界も人間も神の働きを宿し、表現する場所となる」[12]。

身体が神の支配下にあるというのは、イエスのロギア（語録）に認められる基本的考え方である。たとえば「命のことで何を食べようか、体のことで何を着ようかと思い悩むな。命は食べ物よりも大切であり、体は衣服よりも大切だ。烏のことを考えて見なさい。種も蒔かず、刈り入れもせず、納屋も持たない。だが神は烏を養ってくださる。あなたがたは、烏よりもどれほど価値があることか。あなたがたのうちのだれが、思い悩んだからといって、寿命をわずかでも延ばすことができようか。こんな小さな事でさえできないのに、なぜほかの事まで思い悩むのか。野原の花がどのように育つかを考えてみなさい。働きもせず紡ぎもしない。しかし、言っておく。栄華を極めたソロモンでさえ、この花の一つほどにも着飾ってはいなかった。今日は野にあって、明日は炉に投げ込まれる草でさえ、神はこのように装ってくださる。まして、あなたがたにはなおさらのことである。信仰の薄い者たちよ。あなたがたも何を食べようか、何を飲もうかと考えてはならない。また思い悩むな。それらはみな、世の異邦人が切に求めているものだ。あなたがたの父はこれらのものがあなたがたに必要なことをご存じである。ただ神の国（支配）を求めなさい。そうすれば、これらのものは加えて与えられる。小さな群れよ。恐れるな。あなたがたの父は喜んで神の国（支配）を下さる」（ルカ一二・二二―三二）。

ここで、神は人間の身体を含む自然全体を主宰し、つかさどっていると語られる。翻って考えれば、確かに、生体の精巧な仕組みは、人間の知力をはるかに超えた洗練された合理的メカニズムで動き、維持されている。だから、身体にまつわることを思い煩わず、「神の国（支配）」を求めて生きるのが人間としての使命だと宣言される。しかしながら、この神の支配にもかかわらず、天災が襲い、不条理な苦難をこうむるという事実がある。これはどう説明されるのだろうか。八木は、この箇所は、人間を生かすのは衣服や食物ではなくて、「神の支配」（自然と人間とに及ぶ神のはたらき）だから、「神の国（支配）」を求める者は、必ずそれを見出すということを述べているのであって、神はあらゆる人間のために配慮して、生活に必要なものをすべて与える、という意味ではない、と解釈する[13]。

神の支配を求めれば、絶望的な現実にあっても、神は人間の内面にはたらきかけ心が崩れないように支えるというのは、クリスティーンの告白が如実に語るとおりである。重要なのは、神の支配を求めるか否かという人間の意志的決断にある。

神は人間の内面に介入する

八木の統合論は、神の支配を統合への促しとして、統合作用において人間と超越者の関係、人間と宇宙の存在のあり様を説明しようとしている。では、神の支配（はたらき）を個々人への内的促しと規定すると、どうなるのだろう。それを筆者なりに拡張してみる。

神はアドルフ・ヒトラーのような誇大妄想にとらわれた邪悪な為政者を滅ぼすことで、大量虐殺を防止するというような手段はとらない。なぜなら、ヒトラーが権力を掌握したのは彼の能力によってではなく、無数の人々が各々の内面における促しを無視して、彼に協力したからである。したがって、彼のような人物を排除しても、また同じような人物が出てくる。そういう仕方ではなくて、個々人が自己の内面に目を向け、その統合への促しを自覚することでしか、世界の悪は抜本的には取り除けない。したがって、この世界が残虐非道な世界だとしたら、それは人間の大半が単なる欲望的自我で生きていることを示す証拠となる。

しかし、神の正義は、世界の終末においては貫徹されると聖書はいう。この世の出来事には、どこまでも人間の理解を超えた不条理が充満している。その不条理にどのように対処するかが、各人に問われている。

統合論への疑問

統合論には疑問も残る。統合への内的促しといっても、その促しが神の促しであるとする確証はどこに求められるのだろう。その検証は、前述の統合体の性質から判断することになるのだろう。それに加えて、八木は神のはたらき、統合作用への自覚は、「きよらかで（我執我欲に汚染されていない）、やさしいこころ、真実への意志」を特徴として示すと補足している。

もうひとつの疑問として、人間の悪の起源は単なるエゴイズムで説明が尽くされるものなのだろうか。そこにはエゴイズムを超えた別の力が働いていないのだろうか。たとえば、つぎのような事例が考えられる。人間関係において、相手をあるがままに理解することは原理的に不可能で、自分の偏見という虚構が入り込む。その虚構が自律性と力をもつ。その虚構が自己に対して否定的あるいは攻撃的な性格を呈するとき、被害妄想が肥大化する。その妄想に対抗して、自己防衛のために相手を攻撃するようになる。すべては自分の作り出したフィクションの世界が、現実の悪を生むことになる。

人間はなぜ神を求めるのか

超越者を想定するのは、人間の生の不可解さに求められる。人間存在は、その誕生、生自体が自己の意思を超えている「なぞ」であることが、生きること自体に伴う不安とともに、人間を超えた超越に思いをはせる根拠となっている。ときどき経験するが、身体的苦痛が亢進し、自分の手に負えなくなったとき、自分を超えたものに助けを求めるという精神構造は人間に普遍的に備わっているもののような気がする。

ところが、その超越者は、いくらでも都合よく捏造が可能であり、宗教的教義が人間の弱みに付け入る隙を与えているのも否めない。これに対して、八木の統合論は、客観的自然や生体とのつきあわせを可能とする点で、捏造の危惧をあるていど拭い去っている。しかも、自己の内面の促しに従うだけであるから、死後の世界をあれこれ云々する必要すらない。そのかわりに、八木の統合論には各個人の内面形成が前提とされている。ただ、個々人の内面より外的な人間関係が優先する社会では、あるいは内面に人間関係が深く浸透してきている社会では、自分独自の内面を成熟させ、その促しに従うのが難しいという課題も残る。

認知症の人の言表を自己─自我論と統合論で吟味する

クリスティーンが認知症になって、最初に味わったのは「自己が壊れていく恐怖」だった。その自己とは、感覚情報を受け取り、状況を認識し、行動をコントロールする自己（理性的自我）である。その自己は混乱し、日常生活の活動をこなすのが困難になった。ところが、この自己の混乱に耐えていると、認知する自己の背後に隠されていた「生まれてから死ぬまでの私」としての自己、私の人格としての自己はそのまま無傷で残っていることに気づき、認知症になっても、私は私であり続けることに安堵する。すなわち、認知する自己の底には感情の層があり、その底には、自然の美しさを感じ、他者を愛し、生きることに意味を見出し、さらには神を信頼する「真の自己」が継続していることに気づき、心の平穏を得る。そして、それまで自己が誇りを置いていた知性がつまらないものだと悟り、謙虚になる。その知性とは、情報処理をして言語を用いて考える理性的自我にあたる。

クリスティーンは自己の喪失を恐れていたが、喪失したのは、認識し情報処理をする理性的自我であって、その奥には、精神としての本来の自己が無傷で残っていた。つまり、単なる自我の底にはより深い人格としての自己があった。これは「自我―自己」の直接体験に該当する。さらに、クリスティーンは、認知と行動、名札と功績で人にかかわるのではなく、感情を活用した精神と精神との関わりを求めるようになる。それは「我―汝」の直接体験を求めているということである。

つぎに統合への内的促しについてはどうだろう。クリスティーンは、認知症になってから神にさらに大きな信頼を置くようになったと述懐している。そして、隣人を助けることに目覚め、神と隣人との関係を重んじる生き方へと舵を切る。その上で、彼女は認知症を自分の人生の流れの中に位置づける。生化学の学位をもち、最新の科学を分りやすく伝える仕事をしてきた経歴を考えると、認知症の人の気持ちを伝える本を書くことが神のはからいだと思い至る。「私の経歴のすべては、神がこの本を私に書かせるための訓練だったのだとわかった」。しかも、祈りのたびに、認知症の体験本を書けという促しを感じる。「神はきっと、私がその仕事を終えるまでは、書きつづけられるようにしてくださるだろう…この早くしなければという気持ちに従って、できる限り書いたときは、いつも決して具合が悪くなることはなかった」[14]。このような統合への内的促しを彼女は体験していたのである。

理性的自我出現の哲学的背景

これまで八木の自己―自我論を検討してきたが、身体を捨象した単なる自我が出現したのは近代以降である。現代社会は認識能力や情報処理能力が重んじられ、理性的自我が自己とみなされ、自己責任が問われる社会である。理性的自我が自己の中核として偏重されるようになった背景には、自己をめぐる哲学的議論の展開があった。チャールズ・テイラーは『自我の源泉』において、自我が自己を対象化する理性的自我に収斂していった経緯を、哲学史において辿っている。哲学史のなかで形成されてきた「自己から距離を置いた理性」が自己の主体として把握されるようになった。すなわち、「身体から離れた魂」（デカルト 1596-1650）、「自己を改造する点的自我の力」（ロック1632-1704）、「純粋な理性的存在」（カント1724-1804）などによって、自己自身のさまざまな局面を対象化し、すべてのものから自分を切り離す「距離を置いた、自己責任を負う理性としての自己」が自己の主体となり、存在論的保証を与えられるようになった[15]。近代的自我の核が、距離を置いた理性としての「点的自我」とすると、それは主客を明確に区別するなじみ深い自我である。その自我は内実がなく、「単なる欲望的自我」にたやすく変質する。

点的自我の克服

テイラーは、理性的な点的自我を克服するには、より深く共鳴する人間的環境と所属意識、個人的な共鳴という新しい言語の構築が必要だとしている[16]。そして、人間存在は助け合い、公正に処遇するに値するという人間の尊厳ならびに人間の価値を支える源泉としては、アガペーという神の愛による被造物の肯定にしかないのではないか、と推論する。つまり、ユダヤ・キリスト教の有神論（歴史におけるその信奉者の前科がどれほどおぞましくとも）に現代文化の精神を窒息させる状況を克服する希望があると示唆する[17]。

以上のテイラーの「距離を置く理性」が重視されるに至る哲学史の論述はきわめて説得的である。こうして、近代においては、理性的自我が重視され、理性的でないものは疑問に付されるという社会が成立した。この社会は、認知症の人が生きにくい社会である。それ以前の社会では、認知症は老人の特質のひとつとして穏やかに受け入れられていたのではなかろうか。老人の認知症を治療の対象として見る背後には、近代以降の理性的自我の極端な重視という土壌があるのではないか。

二つの認識方法

この距離をおく理性的自我をベルクソンの認識論に位置づけてみる。ベルクソンは、「形而上学入門」で自己の前に対象をたてて、分析する方法では到達できない真理があると主張し、二つの認識方法を対比させている。ひとつは「物の周りを回る」方法、もうひとつは、「事物の中に入り込む」方法である。前者は事物の外部に位置して分析する方法であり、さまざまな視点に立つことができる。後者は視点をもたず、事物の中に参入して事物の本質を直観する仕方である[18]。前者は、物を対象化して知る科学的方法が代表例であり、後者がベルクソンの唱える直観的知り方である。

この直観的知り方は前述の直接体験と通じる。勝手な例をあげるとすれば、他者を知るために、経歴などの外的情報をいくら集めて分析しても、他者への知は相対知にとどまる。しかし、他者と親密に付き合えば、情報から知った他者とはまったく異なった生きた他者を経験することができる。また、自分の身体を知るには、身体を対象化して、体内を綿密に調べる医学的方法がある。他方で、その身体を自分の身体として経験するという方法もある。この方法は、身体を対象化するのではなく、自分の身体そのものを体験し、直観的に知る方法である。

ベルクソンによれば、生の持続という運動のただ中にいる人間にとって、生の外に立って生を対象化したとたんに生自体の持続は固定され、逃れ去る。生を理解するのは、生の持続の運動のなかにとどまり、生の内部から直観的に生を把握するほかはない。

とはいえ反面で、自己にも世界にも距離をおいて、それらを対象化して冷静に眺めるという点的な理性的自我は、今度は自己が悲惨な事態に臨んでも、冷静に自己を捉える力を可能性として秘めているのではないか。たとえば、ヴェーダ哲学の不二一元論は、主客、自他という二項対立を離れた「認識主体」の存在を説く。これは、理性的自我の深化態ともいえるのではないか？

慟哭せぬもの

鈴木大拙は、無心について次のように語っている。

親しい人、愛する人が死んだとする、それを否定しない、否定しないのみか、自分は慟哭する。

が、どこやら慟哭せぬものがちゃんとそこにいる。しかし慟哭するものをみて、それと一緒に慟哭していながら、ちゃんと無喜または無憂という奴がある。これが事実なのです。それが認められぬと話にならない[19]。

ここで、「慟哭せぬもの」は、「慟哭するものをみて、それと一緒に慟哭していながら、ちゃんと無喜、無憂というものがある」と言われているので、「慟哭せぬもの」は、自己の生を外側から対象化して眺める理性的自我ではなく、自己の生の内側から出現するより高次の自己意識ということになる。というわけで、「慟哭せぬもの」は理性的自我ではなく、前掲の「認識主体」に近い。

この「慟哭せぬもの」は、「すぐにも施設に入所する必要のある一一五歳の脳のようだと診断されたが、スキャン画像と診断の後ろに、正常な人間としての私がいる」とのクリスティーンの自己意識とも通じる。また、前掲の田中規畝子は脳出血によって脳に広範囲なダメージを負い、高次脳機能障害に陥ったが、「自分のことを観察する『私』はほとんど無傷で残っている」とその内面を開陳する。「自分を観察する『私』」が理性的自我なのか、あるいは認識主体なのか、については判然としない。

大拙は生と死の対立する世界では死は死だが、実は私は生き死になしの世界を一歩も離れてはいないという。大拙の説くところを勝手に解釈すれば、認識する表層的自我は、生と死を対立としてみるが、この自我は、仏教的には身体などの物質、感受作用、表象作用、意志作用、認識作用の五蘊の集合によって形成された幻であり、実体ではない。それなら、死ぬときに「自己を眺める冷静な自己」はどこから来ているのだろう。生死のない世界に淵源している自己とはどういうものなのか。不二一元論の認識主体なのだろうか。生死のない世界に淵源している自己とはどういうものなのか。このような自己は、後述するフランクルの心身有機体に対して距離をとり、抵抗する「精神的人格」と通底するようにも思える。

自己の諸相

最後に、八木の自己―自我論を踏まえると、自己はどのようなものとして定義されるのだろうか。言うまでもなく、私たちの身体は環境に開かれ、その環境との相互作用（食物、空気など）によって初めて維持されるが、細胞は絶えず入れ替わって一定の平衡を保っている。こうして、身体は自己の置かれた環境に開かれ、相互作用のなかで成立し、形成され、しかも変化し続けている。そして、そもそも私がここに生きていて、私であるのは、私が仕組んだことではない。身体そのものも、私がデザインし、つくり上げたものではなく、三八億年の生物進化の賜物であり、自分の身体を構成する三七兆個の細胞の一個ですら、自力でつくりだしてはいない。

また自分の精神にしても、私の外に存在する言語体系に基づいて考え、他者の思想や考えを学び、選択的に摂取して自分のものにして、自分を形成してきたものである。だから精神もまた、他者および文化環境との相互作用のなかで育まれている。こうして、現代人の自己意識である「私が私だけで私である」とする自我は、実情を離れた虚構であることが分かる。

自分の身体は細胞の一個にいたるまで、自力でつくり出したものではないとすれば、身体は自分のものとはいえないから、死は長く馴染んだ行動のための道具としての身体との別れということになる。しかしながら、経験的には、人はこの生物的身体で生きてはおらず、私の身体として感じる主観的身体で生きている。医学的に身体をいくら精緻に解剖してみても、この生物的身体を私の身体としているものは明らかにならないだろう。それなら、生物的な身体の死は、私の主観的な身体にどんな影響を与えるのかが問われなければならないだろう。

ともあれ、自己とは生きている間に自己が体験した経験の総体と仮定してみる。しかし、自己の経験といっても言語や社会構造という意識外のものによって限定されているし、借り物の身体を私の身体として感じる経験という限定はつくが。

死を恐れるのは「私は私のみによって私である」と思い込む「単なる自我」なのかもしれない。もしそうならば、超越者や他者とのつながりを捨象した「私」は、確かに死によって消滅する。ただ、その「私」は生きている間も虚構の自我に過ぎなかった。それなら、死を怖れ、忌み嫌うのは、おもに言葉によって生成した「私」という幻想であり、実体のない「私」の影にすぎないのだろうか。それとも、自分の経験や精神の主体性もまた消え去る運命にあるという恐怖なのだろうか。

さて自己の内部には自己を生かしている超越者の促しがあるとすると、超越者との作用的一を実現する自己を自覚するにはどうすればよいのだろうか。それを、イエスは隣人愛の実践に求めた。前掲の「善きサマリア人」のたとえは、永遠の生命を得るための、律法学者へのイエスの応答であった。隣人愛の実践において、統合への促しに応じ、超越者との作用的一を経験すれば、本来の自己に回帰する通路が開かれることになる。それは、大拙のいう生死を越えた世界に自己が目覚めるということかもしれない。

クリスティーンは、統合への促しに従った作用的一の実感を次のように書く。「神のご意志をなすことは、『自分のことをする』より、ずっとよい気持ちになることだとわかった。そこには、明るさと、喜びと、心安らぐ感じがある」[20]。

注

1 Paul Tournier, *Apprendre à vieillir*, *Delachaux et Niestlé*, Neuchâtel, Suisse, 1971（山村嘉己訳『老いの意味』ヨルダン社、一九七五年、三四二、三四八頁）
2 ポール・トゥルニエ、前掲翻訳書、二〇三―二〇四、三〇二頁
3 八木誠一『〈はたらく神〉の神学』岩波書店、二〇一二年、一四〇―一五三頁
4 同前、一二九―一三〇、一三九、一四五―一四九頁
5 同前、一二五、一五四―一五五頁
6 同前、一九四頁
7 同前、七四―九〇頁
8 同前、八八―八九頁
9 同前、一六七―一六八頁
10 同前、八九頁
11 八木誠一『仏教とキリスト教の接点』法藏館、一九七五年、一七四―一七五頁
「超越者は人格を統合するように働く。個を極たらしめ（分極）、極同士を結びつける（統合）。しかし、超越者の働きと人格の応答に間には、人間主体の決断が介在する…超越者の働きかけは語りかけの性格をもつ。…だから、人間主体の神への応答・決断は常に彼自身の責任を問われるようなものなのである」。
12 八木誠一『〈はたらく神〉の神学』、一九四頁
13 八木誠一『〈はたらく神〉の神学』、二〇八―二〇九頁
14 クルスティーン・ボーデン『私は誰になっていくの？』、一五二―一五三頁
15 Charles Taylor, *Sources of the Self ; The Making of the Modern Identity*, Harvard University Press, Cambridge, Massachusetts, 1989.（邦訳・下川潔・桜井徹・田中智彦訳『自我の源泉―近代的アイデンティティの形

成』名古屋大学出版会、二〇一〇年）Charles Taylor, *op. cit.*, p.514（邦訳、五七二—五七三頁）

16 Charles Taylor, *op. cit.*, p.513（邦訳、五七一頁）

17 Charles Taylor, op. cit., p.515-516, 521（邦訳、五七四—五七五、五八一頁）

18 Henri Bergson, *La pensee et le mouvant*, 1938（『思考と動くもの』竹内信夫訳、白水社、二〇一七年）邦訳、二二一、二二四頁

19 鈴木大拙『無心ということ』角川ソフィア文庫、二〇〇七年、八四頁

20 クルスティーン・ボーデン、前掲翻訳書、一五四頁

第四章　認知症の人の証言と
アンリ・ベルクソンの『物質と記憶』

はじめに

クリスティーンの内面的披瀝を読むと、ベルクソンの『物質と記憶』が解釈原理として有効に思える。ベルクソンについては、すでに言及してきたが、ここでもう一度、双方をつき合わせ、詳しく吟味してみたい。

ベルクソンは、脳の機能と脊椎の反射運動との間には程度の差しかないと想定する。すなわち、外から受けた刺激を脊椎が反射運動に転換するのと同様、脳は外的刺激を運動機能に変換する機能を果たしていたが、神経系が増幅、拡張された結果、刺激に対する行動の選択の自由が拡大したに過ぎないと考えるのである。ベルクソンは、この前提に立ち、失語症を詳細に分析する。そして、脳は行動するために現実に注意を向ける器官であると結論づけた。

なお『物質と記憶』の冒頭には、その分析の立場が明示されている。すなわち、精神と物質の実在性を肯定し、心身二元論の立場をとる。そして物質とは、イメージの集合体であり、観念論者のいう「表象」と実在論者のいう「事物」との間に位置している。以上のことが、以下の議論では、前提となる。

脳の機能を超え出た知覚と記憶

「私たちの知覚のうちで脳の働きによって説明されるのは、行動の開始、行動の準備、行動の示唆ということだけであって、私たちの知覚そのものが説明されるのではない」[1]。たとえば、「ある物体を視覚的に知覚するとき、脳、神経網、網膜に加えて、その物体そのものも、一体となってその知覚に参与し、連続する一つのプロセスを形成している」[2]ので、知覚そのものは脳の働きを超え出ている。そして、「私の意識的知覚がひとつの実用的目的を持っているのだと仮定してみると、私の知覚は、ただ単に外界の事物全体のなかから、それらに働きかける私の可能な行動に関与するものだけを（ce qui intéresse mon action possible sur elles）（意識に）描き出すものである。そうすれば、それ以外の事物は、私には見えなくなるが、にもかかわらず、私が知覚しているものと同じ本性を有していることが理解できるようになる」[3]。つまり、知覚は外界の事物群から、可能な行動に関わる事物群を選択して認識しているから、その認識は仮象と現実の関係ではなく、部分と全体の関係である。

すると、意識的知覚とは外界の事物群のなかで、「わたしの可能な行動に関与」するものを意識のうちに照らし出し、それ以外のものを排除するという仕分けをするものである。そもそも外界における諸事物は相互作用をし、たえざる流動の中にあるが、そこから私の可能な行動の輪郭を切り取るのが意識的知覚の役割ということになる。

ここでの「意識的知覚」（perception consciente）には記憶の介在がある。実際の知覚は記憶に浸されている。過去を現在の中に引き継ぐ記憶が精神と規定されているので、記憶としての精神は、空間を占めている現時点での脳の神経細胞（物質）の機能を超え出ている。こうして、知覚と記憶（想起）には脳が関与してはいるが、脳が生み出したものではないとする仮説が導き出される。

二種類の記憶と失語症の分析

記憶には二種類あり、ひとつは身体メカニズム群としての習得された身体的習慣としての身体内に固定された記憶（反射運動に接続する）であり、もうひとつは、経験したすべての心的状態をくまなく生起した順にしたがって記録していく潜在的記憶としての想起―イメージの集まりである[4]。

この二種類の記憶の区別は、詩の暗唱を例にあげて説明されている。前者は、詩を繰り返し努力して暗唱し、獲得した記憶であり、その記憶は初動的刺激によって全体が動き出す身体運動的メカニズム（音声発生運動）である。これに対して、後者は詩を暗唱しているときの、各局面の記憶であり、その詩のある一節を暗唱しているときの心的状態、周りの様子などの記憶である。その記憶は時間軸に沿って想起されてくる。前者の記憶と後者の記憶は、根底的に異なる[5]。この事例は、筆者には、経験的に納得できる。

後者の記憶は、原理的に脳には蓄積できない。ところが、脳が記憶を保持しているという仮説が一つある。失語症は、脳のある部位の損傷に対応している唯一の症例である。しかし、よく観察すると、脳が記憶を保存しているのであれば、「あれこれの特定の想起がまずは機械的に、そしてその直後には決定的に失われる」はずなのに、「むしろ知覚に関係する記憶機能全体の漸次的かつ機能的衰退が観察されている」。だから、「本当に損傷を蒙っているのは、知覚に対応する感覚と運動を司る部位、特に内的にそれらの部位を発動させる付属器官なのである。その結果、想起はもはや取り付く手がかりを見失い、実際上は無能力状態になってしまう」[6]。こうして、脳内損傷は、発生期あるいは可能な状態にある行動にのみ関係している。だから、脳の損傷によって損なわれるのは、この想起群（記憶群）を現在の感覚―運動系に役立つようにつなげるメカニズムだけであり、想起群自体は無傷のまま保持されていることになる[7]。

知覚と記憶の生成に関する二つの仮説

記憶に関する理論の第一の仮説、「対象物が現前している場合には、私たちの身体のある状態が対象物の表象（représentation）を作り出すのに十分であると言うのであれば、まして、私たちの身体状態は、同じ対象物が不在の場合にも、その表象を喚起することができるということになろう。そうすれば、この理論に従う限り、想起とは、過去において最初に知覚を生み出し、そして現在においては弱い知覚となっている脳の現象の弱化された反復から生じるのでなければならない」[8]。そこから次の仮説が導かれる。①記憶は脳の一機能にすぎず、知覚と想起との間には（強いか弱いかの）程度の差しかない。

それとは反対に第二の仮説として、「私たちの脳の状態が、いかなる意味においても、現前する対象物の知覚を生み出すのではなく（知覚には外界の事物群も参与している）、その知覚を単に継承しているにすぎないとすれば、その脳の状態は、私たちが喚起するその対象物の想起をなお存続させ、呼び出すことはできるだろうが、しかしその想起を生み出すことはできない。そして、他方、現前する対象物の私たちの知覚は、その対象物のなにがしかの部分であるのだから、私たちが不在の対象物を表象する場合、その表象は、知覚とはまったく異なる次元の現象であると言わなければならない。…そこから次の二つの命題が導かれる。②記憶は脳の一機能とは別の何かであり、知覚と想起とのあいだにも、程度の差ではなく、本性的差異がある」[9]。①が脳神経科学のよって立つ仮説であり、②がベルクソンの仮説である。

要するに、①現前する対象物の表象が脳内の神経細胞のネットワークの運動に還元できるのであれば、現前しない対象物の記憶（想起）も同様に脳内に表象することが可能となる。他方、これとは反対に、②知覚は前述のごとく、脳内ではなく、外界の対象物のなかにあり、しかも可能的行動に関与するものを選別するものである。とすれば、現前する対象物の知覚は、その対象物のなにがしかの部分であるのだから、私たちが不在の対象物を表象する場合、その表象は知覚とはまったく異なる次元の現象である。知覚には脳が深く関与しているのではあるが（意識的知覚は身体の可能な行動に関わるもののみを外界の対象物から選択して意識に描き出したものである）、脳が生み出したものではない。

さらに加えれば、記憶は不在の対象物の想起であり、過去を現在のうちにつなげる精神としての働きであるから、常に現在にのみ存在する脳が身体的運動習慣を除いて、記憶を蓄積することはできない。

この①と②の対立に黒白の決着をつけうるのは、科学的知見を待たねばならないとベルクソンは慎重な態度を示す。

記憶の形成メカニズムについての脳神経科学の仮説

最近の脳神経科学の論文で管見に入ったものがある。浅薄な理解しかできないが、紹介してみる。ニコライ・ククシュキンは、脳内のニューロン（神経細胞）のネットワーク、シナプス（ニューロン同士の接合部）などあらゆるものをほじくり返しても、記憶は脳内に蓄えられてはいないと主張する。彼によると、どんな知覚経験もニューロンの分子に化学的変化を生じさせ、ニューロン同士のつながりを再編する。たとえば、シナプス可塑性というシナプスの変化は、数秒から、数分、数日、数週、生涯にわたるさまざまな時間スケールで持続する。そしてシナプスを知覚などで刺激するパターン（伝達物質、モジュレーター、サイトカイン、膜電位の変化など）は、シナプス前ニューロンとシナプス後ニューロンの細胞応答を変化させる。この応答の変化は、その後の刺激が後続のシナプス応答を生成する方法を変更する。すなわち、脳内の化学的反応がニューロンを変化させ。その変化が記憶のメカニズムに関与している（Nikolay Vodimovich Kukushkin, *Memory takes time:* Neuron, vol.95-2, 2017.）。

つまり脳は記憶でできていて、知覚にともなう記憶は脳をたえずつくりかえている。脳はミリ秒単位の印象をかき集め、つなぎ合わせる。これが記憶の基盤となる。こうして、記憶とは脳内のシステムに起こった変化であり、想起とは、過去のある時点で活発だった脳のニューロンのつながりが、再び活性化することである。記憶が存在できるのは、脳内の分子、ニューロン、シナプスがタイムスケールに反応するようになっているからである。（https://wied.jp2017/08/your-brain-is-memories）。

この仮説によると、知覚経験がミリ秒単位の印象をニューロン、シナプスに刻印し、ニューロン同士のつながりの再活性化によって記憶の想起を可能にしていることになる。すなわち、この仮説では、記憶は脳内に蓄えられていない。にもかかわらず、ニューロン同士の過去のネットワークのつながりの活性化が想起であるということになる。

ククシュキンの、知覚が脳のニューロンに化学的変化をもたらし、たえず記憶の要素を生成するという仮説と、ベルクソンの知覚と記憶が同時に生じて分裂し、記憶は潜在的な記憶全体に加えられていくという仮説は、知覚経験による記憶のたえざる増大という点では合致する。

ククシュキンの仮説では、記憶の想起は過去のある時点で活発だったニューロンのつながりが再活性化するものであり、ニューロン、シナプスが長短さまざまな時間スケールを刻んでいるので、過去のさまざまな時期の記憶の想起が可能になると推論する。

これに対して、ベルクソンの立場から言えば、脳のニューロンやシナプスという物質そのものが他の物質と相互作用のなかにあり、それらのみを独立した存在として分析すること自体に無理がある。しかも、後述するが、ベルクソンは、意識は身体に閉じ込められておらず、他者の意識との相互作用もあると主張するので、とうぜん、記憶の想起もニューロンの繋がりだけではなく、他者の意識の影響を受けていることになる。さらに、記憶の想起が、ニューロンのつながりの再活性化とすると、その再活性化という物質のプロセスが、どのようにして、記憶の再生、想起という意識の生成に関与しているかが問われなければならない。

ベルクソンに戻ろう。記憶全体は潜在的に現存しており、持続の運動によって絶え間なく生成され続ける。現在とは、感覚―運動系に基づく行動の尖端であるが、現在の知覚と記憶は同時に生じるとともに分裂し、その記憶は潜在する記憶全体に加えられていく。つまり、持続とは現在的な行動への構えとしての具体的な知覚と潜在的な過去の記憶の増大とを二重化する運動である。

潜在的記憶全体が雪だるまのように増大しているのは、経験的に確認できるのだろうか。適切な事例ではないかもしれないが、例をあげてみる。かつて見た風景に再び身を置くとき、過去の風景を見ていた時の心の状態がよみがえってきて、過去と現在の自分との意識の大きな乖離に気づくことがある。知覚の場面では、それまでに増大した記憶全体が控えているから、そう思うのだろう。

記憶内容は脳により現実の知覚―運動活動に即して、焦点を絞られて、収縮したり、膨張したりして、さまざまな意識平面を経過して、行動に必要な知覚を現前化する[10]。たとえば、自分の部屋にいて、散歩に出ようとすることを想像してみる。まず万歩計がリビングのどこにあるかという記憶が現前化する（意識にのぼる）。ついで、外出するとき、家の外に広がる景観の記憶が現前化する。このように記憶内容は、想像や行動に応じて、全体として同心円的な膨張と収縮を繰り返すが、断片化することはなく、全体として回路のようにつながっている。

記憶の介在しない純粋知覚は外的世界と感覚器官の感受作用との合作において成立している(正確には、知覚されるものは、イメージである)。繰り返すが、知覚される対象は、物質的世界である外界を生命体の維持、行動に有益なように切り取ったものである。

具体的知覚は、記憶総体のうちで、行動に役立つものに収縮、焦点化、意識化されて、成立する。行動の尖端では知覚は純粋知覚に近づくし、記憶内容が最大に拡大したときは、純粋記憶として現実を離れた個別的な夢想的イメージに近づく(実際には、どんな知覚も一定の幅の時間的持続を占めているので、記憶をいくばくかは分有している)。具体的知覚は、純粋知覚と純粋記憶の生きた綜合である[11]。そして、意識は純粋知覚としての行動平面と純粋記憶としての個別的な夢想平面の間の無数の水準を揺れ動く。

記憶内容は、脳の中に蓄積された心像でも、観念でもなく、持続のなかに潜在化して増大し続ける。脳の神経細胞は物質であり、空間的に広がっている物質世界(イメージ群)の一部を構成し、物質世界はすべてのものが相互作用のなかにある。そして、私の身体は知覚されたイメージ群の一部であるから、身体はイメージ群を収蔵することはできない。そのため、過去や現在の知覚群は脳の中にあるはずはなく、逆に脳が知覚されたイメージ群の一部を占めるに過ぎない[12]。こうして、ベルクソンは脳の役割を次のように大胆に要約する。

「精神の生命活動は、脳の生命活動をすべての面で超え出ているものなのです。しかし、脳は、まさに精神の生命活動から運動として演出できるものすべてを、物質化できるものすべてを抽出し、そうすることでまさに精神が物質のなかに入り込む進入点を見つけだしているのです。そうすることで脳は、精神が常に現実世界と接触できるように保障し、絶えず精神が外的現実世界と接触できるように維持しているのです。ですから、厳密に言えば、脳は思考のための器官でもなく、感覚や意識のための器官でもないのです。そうではなく、意識や、感覚や、思考が現実的な生命活動の上に常に展開され、そうすることで効果的行動を実行できるように、脳が取り計らっているだけなのです。もしお望みなら、脳は、生命活動への注意を維持する器官である、と言えばよいでしょう」[13]。

脳はさまざまな身体的運動習慣は蓄えているが、持続によって増大する潜在記憶の総体には関与していない。脳は、その感覚—運動系への構えに適合する潜在的記憶を焦点化、意識化して喚起するメカニズムを担っているだけである。精神としての記憶と物質である脳との接点は、意識の緊張度の差による。意識の内的緊張が限りなく弛緩すると物質に、意識が過去を凝縮し、緊張を高めると精神に近づく。

ベルクソン仮説と認知症の人の証言

ベルクソンの仮説を認知症の人の証言で吟味してみる。

まず、潜在的記憶全体が回路のようにつながっていて、脳の介在なしに持続しているとするベルクソンの仮説についてはどうか。「記憶は戻ってきたり、また消えたりする」[14]、「親しい人であっても、名前や関係は分からないが、その人がどんな人だったかは漠然と分かる」、「幼い頃の記憶を話していると、なんとなくその頃の気持ちが蘇生する」という認知症の人の経験は、脳の損傷にもかかわらず、潜在記憶が断片的でなく、全体として存続していることを示唆する。

またアルツハイマー病になった藤田和子は、友人と広島に行った話になったとき、「何をしにいったのかわからなくなった」が、回想しているうちに、シンポジウムに行ったことを思い出し、それに関連して、泊まったホテルの様子も甦ってきて、その時の記憶の細部が戻ったという[15]。これは認知症の人に記憶の断片から全体の想起を促す「回想法」の訓練のようでもある。「回想法」は、過去の写真などみて、それに関連した記憶を想起させる方法である。この回想法の有効性自体が、記憶が回路のようにつながっていることの証左である。

さらに、前掲の山田規畝子は脳出血で高次脳機能障害に陥るが、短期記憶をつかさどるといわれている海馬は無傷だった。しかし、短期記憶（近時記憶）の忘却に悩む。「私の記憶も、恐ろしいほどきれいに消えて何もないと感じることも多く、その日一日はキツネにつままれたようで、もう二度と思い出せない気がするけれど、それが何日かたつと、あっという間に隅々まで思い出すことがある…やたらと短期記憶が消えるわりに、何年も前のことは覚えていることに気づいた。しかも中途半端に古い記憶より、徹底的に古いものほどしっかりした記憶がある」から「何回も反芻した記憶は消えない」[16]。しかも、古い記憶を思い出しているうちに、近時記憶が甦ることがある[17]。そして、「脳がいかれてから、経験さえしておけば、脳がどこかに記憶しておいてくれる」[18]と確信するようになる。

以上の証言は、完全な忘却と思われることが必ずしも記憶を消滅させてはおらず、記憶全体が潜在的に存在しているとのベルクソン仮説を一定程度、傍証している。しかし、ベルクソン仮説では、長期記憶に比べ短期記憶が忘却しやすいことが説明できない。

後述するが脳神経科学では、海馬が短期記憶を一旦保存し、取捨選択して、長期記憶につなげる司令塔の役割をしているとされている。とすると、山田の場合、海馬が正常なのに「やたらと短期記憶が消える」状態はどう説明されるのだろう。海馬からの仕分け先の側頭葉などに障害が起こっているのだろうか。それはともかく、彼女には注意障害が顕著にあらわれたが、それこそがベルクソンの指摘する脳の主な機能なのである。

今度は認知症の人の証言をベルクソン仮説で吟味していく。前述の「本棚が崩れたような感じで、棚に入っていた本は確かにそこにあるが、バラバラで、雑然として、整理がつかない」あるいは「頭の中に言葉の本棚があって、話題等によって適当な場所にすべてきちんと整理されていたのに、床に押し倒されて、ごちゃまぜのひとかたまりになってしまったようで、それを分類し直して、その中から自分の言おうとする言葉をさがし出そうとしているようなものだ」[19]、などの認知症の人の告白は、潜在的記憶の総体を現実的行動に向けて焦点化する脳機能のメカニズムに障害が生じている状態そのものである。そして「生まれてから唯一無二の人格…生まれてから死ぬまで人生の意味を引き出す中心としての自己はそのまま変わらずに残る」とのクリスティーンの確信は、持続の運動のなかにある潜在的記憶群の存在を示唆するようだ。なお、潜在的記憶の存続に脳が介在しないことの例証は、後述する。

海馬の役割についての脳神経科学の知見とベルクソン仮説

脳神経科学では海馬が短期記憶を一旦保存し、取捨選択、整理して長期記憶につなげる役割をもち、かつその記憶の再生にも海馬が関与していると考えられている。この知見は、てんかん発作のため、海馬とその周辺部分を左右とも切除されたＨＭという男性が、新しい出来事を憶える能力を失ってしまった研究（一九五七年）から発見されたものである。彼は手術前の記憶は比較的残っていた。また「作業記憶」や自転車に乗るなどの「身体的な記憶」としての「手続き記憶」は長期にわたって保持できることもわかった。そのため、「作業記憶」「手続き記憶」以外の長期記憶をつくるためには、海馬が必須だということが判明した。HMは、「今のこの瞬間のできごとは、はっきりしているんだ。でもほんのちょっと前にあったことは何だっけ。わからないんだ。すごく不安になるんだ」[20]という。彼には自我があるが、過去を想起できないことがたえざる不安を与えている。このHMの短期記憶が思い出せないという事態は、認知症の人と似ている。認知症の人もまた、海馬が萎縮し、ずっと前の過去の記憶に比べ、短期記憶を想起しにくいことが、生活の困難の一因となっている。

認知症の人が短期記憶を消失するのは、海馬の記憶の再生力の弱化によるとする脳神経科学的知見に対して、ベルクソンは身体的運動習慣をのぞいて、記憶が脳に蓄えられていないとする見解に立つので、海馬の働きはどう位置づけられるのだろうか。脳は想起を生み出さないが、「脳状態は想起を継承するものである。その脳状態が、想起に物質性を付与し、その物質性を介して現在の状態を捉える能力を与える」[21]。つまり、脳状態（海馬）は想起を継承し、その想起に物質性を付与し、現前化するプロセスのどこかに介在しているということになる。あるいは、「記憶はあるが、バラバラで整理がつかない」という証言は、短期記憶を取捨選択、整理して長期記憶につなげる海馬の働きに対応している。すると、短期記憶が想起できないのは、海馬の萎縮によって、記憶の整理が混乱をきたし、知覚に連動した想起群を焦点化できなくなったただけかもしれない。

それでは、短期記憶に比べ長期記憶が比較的想起しやすい事実はどうなのか。ベルクソンの仮説を勝手に拡張すれば、長期記憶は、それを物質化、焦点化、現前化する経験が反芻されているために、それらの脳機能がある程度維持されていると考えられる。こうして、先のなぜ短期記憶のみが想起できなくなるかという疑問が説明できる。そして、海馬の機能の弱化は、物質世界との取っかかりを希薄化し、現実感覚の喪失をも引き起こす。

認知症の諸々の症状をベルクソン仮説から読み解く

認知症の人が日常生活に緊張を強いられる事態はどう説明されるのだろう。「（再認とは）多かれ少なかれ意識の強い内的緊張を伴っていること、（その緊張のなかで）意識は純粋記憶の中に赴き、現在の知覚に触発されながら（その知覚に有用な）純粋想起群を探し求め、順次それらを物質化（現前化あるいは意識化）してゆくのである」[22]。この「現在の知覚に触発されて、純粋想起群を探し求める」ことにおいて、知覚を覆っている記憶内容の想起がスムーズにできないため（つまり知覚と想起の連携に不具合がおき）、日常生活を送るうえで求められる認知（再認）が意識的緊張を強いてきて、あたかも水面下で必死に水かきしている白鳥のような感覚が生じることになると解釈できる。そのため、認知症の人は、疲れを感じやすいという特徴がある。

こうして、認知症の人は、脳の神経細胞の欠損によって、その潜在的な記憶全体（想起群）を現在の状況に即して凝縮、焦点化、意識化して現働化させる脳機能にのみ不具合が生じていて、過去の潜在する記憶内容自体はそのまま持続のうちに温存されているのではないか。このことを、佐藤雅彦は、「認知症の人は、記憶そのものをなくしたように見えるかもしれませんが、そうではなく、記憶の箱から記憶を取り出す鍵をなくしただけなのです」[23]と言い表す。彼は、外付けの記憶としてパソコンやスマホを利用することで一人暮らしが実践できている。なおかつ、社会貢献としてのボランティア活動が生きがいとなっているのは注目すべきことである。

ベルクソンによれば、脳の障害は精神の障害ではなく、精神と現実との接点を失うことしか意味しない。「大脳皮質全体のごくわずかな変異でも、精神は、通常であればしっかりとした支えとなっている物質的事物群全体との接触を失うことで、その現実世界が足下から崩れるように感じ、よろめき、眩暈に襲われる」[24]。つまり、脳は「心的な運動」を現実の「物的な運動」へと転換し、接合する機能をもつものである。

ベルクソンは、脳の言語野の損傷箇所にかかわらず、固有名詞、普通名詞、動詞の順に系統的に忘却するという事実に着目し、次の理由づけをする。「想起群が、実際に現働化されるためには、運動系組織の補助が必要であり、それらの想起群が想起されるためには、ある心的な構えが必要であり、その心的な構え自身がある一つの身体的構えに組み込まれている」[25]。そのため、模倣可能な行動を表現する動詞は忘れにくく、行動の身体的構えに無関係な固有名詞は忘れやすいのである。認知症の人も固有名詞や普通名詞を忘れるために、意思疎通がしにくくなり、孤独を感じる。ただ、固有名詞や普通名詞をど忘れするのは高齢者ならだれでも経験することである。

失語症（言葉を聴いても理解できない感覚性失語と言葉が話せない運動性失語）は脳のウェルニッケ野（感覚性失語）、ブローカ野（運動性失語）という言語野の損傷に起因するとされている。ベルクソンは感覚性失語（聴覚に問題がないにもかかわらず、言葉が理解できない）について、次の分析を提示する。「なまの聴覚的知覚は、正真正銘、音声の一つの連続体の知覚であるということ、習慣によって形成される感覚―運動系のさまざまな連結は、それが正常に機能している場合、その音声の連続体を分節する役割を担っているはずであるということ…これらの意識メカニズムがどこか一カ所でも損傷を受ければ、その分節機能が妨げられ、想起群（イメージ群）の飛翔を停止する結果、想起がそれに対応する知覚のうえに降り立つことができなくなる」[26]。つまり、聴覚の印象（音声）と言葉の想起群は意識に現前しているが、脳の感覚性知覚―運動習慣による運動スキーム（音声を分節化した聞き取り）に障害が生じていることになる。

そのため、感覚性失語症患者に音節を区切ってゆっくり話すと、運動スキームが支援され、理解されることがある。

また、自発的に一語も発することのできない運動性失語症（ブローカ野に損傷）の患者でも、メロディーをつけて歌うときは、誤りなく歌詞を思い出すことができるのは、脳の損傷で弱化した運動スキームがメロディーの運動性で補助され、記憶が喚起できたためと考えられる[27]。

この失語症の分析にしたがえば、認知症の中核症状としての、認知機能の衰退、見当識障害、失語、失認、方向感覚の狂い、実行機能障害、失計算などの障害は、感覚性知覚―運動系の連携プロセスに障害が生じ、現実の行動に即して想起群がスムーズに流れ込まず、認識しにくいことに起因する、と解釈できる。つまり、認知機能の低下は、記憶を現実の知覚―行動に即して焦点化して意識化する脳のプロセスに障害があることを示し、それとは無関係に潜在的記憶群は存続していることになる。中核症状をひとつひとつ検討していきたい。

見当職障害は今いる場所や時間が分らなくなる障害であるが、昔の記憶で、今いる時間と空間を覆ってしまうことで、今いる場所と時間を昔と取り違え、不可解な行動をとるようになることもある。これは、現実の知覚に即した想起群を意識化する過程のどこかで、想起群の取り違えが起こっているのだろう。たとえば、デイサービスに行くバスに乗っているのに、通勤するバスと勘違いする人、また深夜に老人ホームを徘徊する女性はかつて看護師として夜勤していた病院と老人ホームを取り違え、深夜の見回りをしている気になっていた（遠藤英俊監修・川畑智『マンガでわかる！認知症の人が見ている世界』文響社、二〇二一年、二七、九四頁）。つまり、認知症の人は、近時記憶が不確かなので、時間の流れを感じ取りにくくなり、数十年前に、バス通勤していた記憶、あるいは看護師で夜勤をしていた長期記憶が、本来の「今」にせり出してきて、勘違いが起こるのではないか。

失認のうち、視覚をつかさどる後頭葉が衰えると人の顔を見分けるのが難しくなり、相貌失認がおこると脳神経科学では分析する。それもあるかもしれないが、失認一般、たとえば箸やスプーンなどを何に使うかわからなくなるのは、知覚に即した想起群が現前化できず認知ができなくなる障害として説明できる。

認知症が進むと、食事、排泄、更衣、入浴などの日常的な動作ができなくなる失行が生じる。この失行は、習慣によって獲得された身体的記憶の弱化によるものだろう。ベルクソンによれば、この身体的記憶は、脳の管轄に属すため、脳の萎縮が身体的記憶の喪失に関与していると考えられる。

佐藤雅彦は、認知症の初期に、「一字一字見ないとパソコンに打ち込めないようになった」ので間違いが増えた、と回顧する。実際、私たちは文字を一字一字逐語的読んでいるのではなく、想起群で予見して読んでいる。特徴的な部分を拾い集め、想起群で、空白部分を埋めて文字を再構成して読んでいる[28]。そのため、想起群がスムーズに降り立たなくなると、逐語的に読まざるを得なくなるのだろう。

方向感覚の喪失については、方向感覚が、「身体の運動を視覚印象と連携させて調整する能力」すなわち、知覚を有益な身体運動へとつないでゆく能力によるものであり、その弱化が方向感覚を失わせていると考えられる[29]。なお、脳神経科学の知見によると、海馬には方向や位置感覚を担う神経細胞があるそうだ。また空間認識力をつかさどる頭頂葉が萎縮して、方向感覚や距離感が把握しにくくなると考えられている。

失語について、認知症の人は言葉が連続してつながって聞こえることがあるので聞き取りが苦手になる。しかし、句点や読点を意識して区切り、ゆっくり話すと聞き取れることがある（遠藤英俊監修・川畑智、前掲書、五〇—五一頁）。認知症の人は、「頭の中に一連の視覚的イメージは浮かんでいるが、言葉にできない」[30]、「思考は流れていくが留まってくれない」、「ゆったりと待ってくれる姿勢があれば、言いたい言葉を思い出せることがある」と語る。これらの言説は、想起群は流れ込んでいるが、それを意識化する身体の感覚—運動スキームの連携に問題があることを示す。

ついで、実行機能の障害が起こり、段取りを立てて物事を実行できなくなる事態はどのように理解されるのだろう。これは、洗濯、料理や買い物、交通機関の利用、銀行のATMの利用などに失敗する諸事例と考えられる。軽度な認知症のみならず、高齢者にはつきものの問題でもある。これは、知覚―行動の連結の障害に加えて、近時記憶の弱化によって、手順を踏んで行動できなくなったためと推測される。しかも複雑な手順を踏むには、認識をフィードバックして、行動を柔軟に変える判断が必要になる。

計算が苦手になり、買い物で小銭を用意できなくなる失計算は知覚に即した想起が意識化しにくいことから説明できる。

こうして、ベルクソン仮説から、認知症の中核症状は、説明可能である。

認知症予防とベルクソン仮説

認知症の改善や予防に用いられている方策は、ベルクソンの唱える脳機能の定義に合致している。足踏みしながら、五の倍数で拍手し、七の倍数で手を挙げるなど。認知と連動した運動の訓練（コグニサイズ）が脳機能を改善させる。また、黙読より身体運動（発声）を伴う音読の方がはるかに脳の機能改善に役立つこともわかっている。これらは、感覚性知覚―運動系の連携を強化するものである。

クリスティーンは、認知症の進行に対する反応の仕方は、それまでのその人の生き方が反映しているという。そして、認知症の進行を食い止めるのに有効なのは、写真やアルバムをみて過去を思い起こす努力をし、同時に自分のやりたい外出、旅行、ガーデニング、スポーツなどをすることが有効だと提案する[31]。これらの体験は、過去の記憶を回想することで、回路のようにつながった記憶全体の想起を促すこと、また旅行やガーデニング、スポーツは知覚―運動スキームを活性化させ、それによって、想起群をたぐり寄せやすくする方策とも解釈できる。

認知症の人は、日常生活をこなすのに膨大な努力がいる。「あなたが私たちの生活を肩代わりするならば、私たちはすぐに無力感を抱いて、引きこもってしまうだろう…代わりにやってもらえれば、楽になるに決まっている。もう格闘しなくてすむのだから。しかし、そうしてしまうと、私たちの機能は日ごと失われていく。私たちがものごとを覚えているためには、常に行動や思考を繰り返していなければならない」[32]。

つまり、脳機能の衰退を食い止めるには、無力感に抵抗し、格闘しながら、意志的努力を積み重ねなければならない。それをあきらめてしまうと衰退が進む。これは、ベルクソンの説く、惰性で繰り返しの物質的傾向にあらがって生命的傾向へと向かう努力のようでもある。あるいは、後述するフランクルは、このような心身有機体の無力感に抵抗するものを、精神的人格と呼ぶ。

認知症の人の自己意識と脳神経科学の一見解

認知症の人の自己意識はどうなっているのだろうか。クリスティーンは、前掲のごとく、二〇〇三年一一月のＭＲＩの結果では、中程度の前頭側頭型認知症で、すぐにも施設に入所する必要がある一一五歳の脳のようだと診断された。しかし、「私にはスキャン画像と診断の後ろに、正常な人間としての私がいるというが思いがあった」、また「生まれてから死ぬまでの自己はある」と断言する。長谷川和夫は認知症になっても、自己意識は変わらず、「自分が認知症になってから、症状が進行している自分をもう一人の自分が見ているような気がする」[33]という。佐藤雅彦も「自分が自分であることは何によっても失われることはない」と語る[34]。それればかりか、クリスティーンは、認知症になって、「自分は、本来の自分自身になっていく」とさえ主張する。

脳機能がはなはだしく衰え、可能的行動のための知覚に即した想起ができなくなり、現実との接触が希薄化しても、過去の個人的な潜在的記憶の総体は温存されているとすれば、過去を現在につなぐ精神としての自己は保持されているとの確信があるのだろう。この「正常な人間としての私」「もう一人の自分」は、鈴木大拙のいう生死を越えた「自己」のニュアンスがある。

脳神経科学者ダマシオは、四六歳で脳炎にかかり、海馬、それをおおう内側皮質、側頭葉極部、側頭葉外側部と側頭葉下部のかなりの部分、そして扁桃体を損傷し、重度の学習障害・記憶障害をもち、あらたな事実を学ぶことができなくなったDを調査した。

Dは、前述のHMと症状は似ていたが、Dの方が側頭葉へのダメージが大きく、HMと違うのは、古い記憶さえ想起できなくなり、息子さえ認知できなかった。Dに「グッドガイ・バッドガイ」の実験をしたところ、自分に親切に接する人（グッド・ガイ）と不親切で退屈な作業をさせる人（バッド・ガイ）を区別できることが判明した。この事実は、Dは、未来も過去もない「いま・ここ」の自己感覚をもち、好き嫌いという自己の感情が非意識的ではあるが再誘発されていることを示す（Dの記憶の想起は一分以内に限られていた）。その上、Dは「いま、ここ」での好き嫌いの情動は認識していた。この連続的に生み出される最も単純な自己意識をダマシオは中核的自己と呼ぶが、Dには確実に中核的自己があった[35]。したがって、中核的自己はDのダメージをこうむった脳の部位には依存していないことになる。こうして、ダマシオは海馬、側頭葉のかなりな部分に損傷をこうむっても、中核的自己としての自己意識は存続すると実験結果から結論づけている。

認知症の人は自分の感情を認識し、「いま・ここ」の感覚が強いと口をそろえて証言している。また、自分が情けないと感じるのは、認知能力の低下のため、かつて苦もなくできた普段の行為ができなくなった自分を自覚しているからだ。

さて、海馬の役割のところで、長期記憶は知覚に即した焦点化、現前化を繰り返しているので、認知症になっても、比較的想起がしやすいと考えた。側頭葉を大幅に損傷したDは「古い記憶」も忘却していたとすると、側頭葉が長期記憶の想起に関与していると考えられる。しかし、側頭葉は、潜在記憶の想起群を焦点化、現前化するという習慣化された役割を担っているだけであり、記憶全体は潜在的に保持されているとも考えられる。

そもそもDは日常生活でも何人かの人に対して、一貫性のある好き嫌いの態度を示していた。ダマシオは、意識を「認識の感情」と捉え、意識の基盤を感情においている[36]。とすれば、Dは認識できず、意識にのぼらなかったとしても、一貫した感情を保持していることになる。クリスティーンも「名札や功績が認知できなくても、人となりは感情によって分かる」と語っている。

認知症の人の訴えとベルクソン仮説

「脳は現実生活への注意の器官であり、思考、感情、意識の器官ではない」とするベルクソンの仮説にしたがえば、脳梗塞や認知症で言葉を失い、意思疎通できない人であっても、内面の感情や思考、潜在的記憶内容は健全に保たれていることになる。認知症の人は、ただそれを現実に即して想起し、言語化できないだけである。それなら、認知症の人も、高次脳機能障害の人も、生活が不便なだけで、それ以外は普通の人と同じ喜びや悲しみ、倦怠や充実を感じる内面を保持していることになる。認知症になって九年を経た佐藤雅彦は、「認知症になると確かに不便だが、不幸ではない。自分がどのように生きていくかは自分で決めて、自分でつくることができる」[37]と語り、「何も分らない人」としてではなく、普通の人と同じように希望や意志を持って生きている人として対応して欲しいと訴える。認知症の人が本を書くのも、有名になりたいわけではなく、認知症の人の心を理解し、偏見をなくしたいという切実な願いからだ。

自己の行方

クリスティーンは、「真の自己」の永遠性について、二つの視点で語る。ひとつは過去と未来から解放され、「今」という次元に生きている自己の永遠性である。もうひとつは、神とつながるスピリチュアルな自己の永遠性である。この永遠性をどう考えればよいのだろう。ベルクソンの潜在的記憶を手がかりに自己あるいは人格の永遠性を探求してみる。

人間の潜在的記憶は持続運動のなかにあり、脳機能に依拠していないのだから、身体の死は潜在的記憶を破壊しない。ベルクソンは『道徳と宗教の二源泉』で潜在的記憶全体が収縮して物質と接する尖端を離れるや否や「一つの新しい領域（精神）に入る」[38]と推測する。「新しい領域」とは潜在的記憶の持続としての精神の領域であり、死後も続く生命的な持続の領域なのだろう。この世に誕生して時間を獲得し、その時間の中で生きるが、死によってその物理的時間を離れ、生命の持続の中に帰っていくということなのだろうか。

ともかく、脳は行動のための器官であり、それを超え出た活動においては、精神が身体から独立しているとすれば、わたしたちはすでに身体の介在から離脱した生をも営んでいることになる。それは、身体を離れるという神秘体験や臨死体験などの特異な体験を意味するのではなく、日常生活において身体の影響から離脱した生を部分的にではあれ、体験しているということである。

この事態は、他者との関係においても該当する。「私たちの意識がその一部分においてしか身体に結び付けられていないとすれば、その一部分を除けば、私たちの意識も互いに重なり合っていると推測することは可能でしょう。さまざまな意識と意識のあいだに、内浸透現象にも比すべき交換が絶えず行われていると考えることもできる」[39]。この見立てでは、私たちの意識は身体の内部に閉じ込められて、個別に存在しているのではなく、他者の意識との相互作用のなかにある。たとえば、私たちが誰でも経験するのは、他者の敵意という無言の圧力や反対に他者の好意という共感や喜びであり、それらは目に見えない。なおベルクソンは自分の意識に紛れ込む他者の意識（イメージ群）は日常生活の邪魔になるので、それを無意識へと投げ捨てるメカニズムも他方で働いていると補足している。

ところで、溺れた瀕死者や滑落した登山家などが、忘れていた過去の個人史のすべてがパノラマのように鮮明に甦った、と語る報告が数多くある。脳は、意識の領域を現実的活動に限定してきたが、脳の働きが弛緩すれば、もともとそこに存在していた過去の全記憶がまるごと浮かび上がってくる。その体験は、身体の感覚的知覚─運動を離脱したときの潜在的記憶の存続を示唆する。

生は、たえず個別的記憶を増大させ続けるのであるが、それは、何を意味するのだろう。ベルクソンは「バーミンガム大学の講演」（一九一一年）で、人格と死後の意識存続の根拠を次のように語る。「その第一は、人類の精神的活動能力は脳の守備範囲を超えているということ、第二に脳はさまざまな運動習慣を蓄積しているのであって、想起イメージ群を蓄積しているのではないということ、第三に思考のその他のさまざまな機能は、記憶機能よりもさらに脳とは無関係であるということ、第四は人格の保存とさらには強化でさえも、身体の崩壊以後にも可能であり、さらにはその蓋然性も高いということ、以上の四点を踏まえるならば、意識は、この現世で見出す物質世界を通り過ぎながら、自らを鋼鉄のように鍛えつつ、さらに充実した生命活動を目指してさらに効果的な行動を準備しているのだと思わずにいられるでしょうか？」[40]。

ベルクソンは、死後の人格と意識の存続を前提とすれば、この地上生活の間に為した「努力の質と量」が潜在的にその人を位置づけていた精神段階に、死後の生においても位置づけられるだろうと推考する[41]。「努力の質と量」とは、惰性と記憶のない繰り返しを特質とする物質的傾向を否定し、生命的傾向を選択し、あらたなものを創造するという方向への努力であり、その努力のしるしは、歓喜と高揚として発現する。

しかし、そうはいっても、身体崩壊後の潜在的記憶は知覚―運動系を離れれば、持続を停止するのではないかとの疑問は残る。

持続と存在の情感

檜垣立哉は、瀕死寸前になった者に過去のすべてが鮮明に甦る現象は、身体の運動性に依存する知覚のリアリティではなく、存在のリアリティなのではないか、と推論する。すなわち、瀕死者は、現在という支点を失い、知覚―身体機構を失うため、身体に限定された個別的な持続のリズムを離れ、全体を包摂する持続の実在に参与し、普遍的な時間に開かれていく。そもそも、この世界には、水の流れ、鳥の飛翔、私の意識など異なった持続の流れがある。これらの個別的存在のさまざまな持続が相互に交錯し、含み合い、連鎖しながら、持続の全体としての唯一の持続を形成する。その唯一の持続に触れるのは、身体の知覚―運動系とのつながりが断たれたところにおいてである[42]。

『創造的進化』によれば、生命の持続は、惰性と記憶をもたない繰り返しを特質とする物質界とぶつかりながら、新しい性質を不断に生み出す推力の流れとしての実在の時間である（この時間は物理的時間とは異なる）。この持続が生命的傾向である[43]。この持続としての時間の運動は自己触発し、その時間に内在する私たちに「存在の情感」を与える。

自分が存在する情感とは、個別的な身体反応の代表である痛みとしての情感性とは区別された、存在そのものを受け取るリアリティとしての情感である[44]。したがって、私が生成しつつある持続的存在だと確認できるのは、自己の身体の固有の持続のリズムを離脱した宇宙的な唯一の持続に直面する時間のaffection（触発・情感）によってである。つまり自己の根拠は自己の身体とは別の持続の情感の自己触発にあることになる。ベルクソンにあって、実在するのは、持続という運動なのである。ルソーは、自然にひたり、自然と同調したとき、超越者の存在を感じた。それは、かれが内在する生という普遍的持続の情感性に触れたためなのかもしれない。

先の疑問に戻ると、身体の崩壊は、過去の潜在的記憶の持続を滞留させるのではなく、本来的な唯一の持続の触発へと回帰させ、自己の生成を体験させることになる。すなわち、死は個別的な生の持続から普遍的な生の持続への転換ということになる。

以上を踏まえて、前掲の認知症のローラのメールに戻る。そこには、「ほとんどの時間、私は目の前の空間と今と呼ぶ時間の中に生きています…バーチャルな世界にいるようです」とあった。「わたしの現在とは、（直近の過去）の感覚群と（直近の未来）の運動群とが結合したひとつのシステムである」[45]とすれば、感覚群と運動群とのつながりが弛緩したとき、「知覚のリアリティ」が失われ、現実性を失った「バーチャルな世界」が現出するのではないか。また、認知症のモリスは、「今という時に生きるのは、不安や貪欲の心から解放され、静かな山水に月が映るかのように心を鎮めるごとき、禅仏教の悟りの境地にかもしれない」と言う。それは外界に捕らわれることから解放された「鎮まった心」で、「知覚のリアリティ」を離れたとき、「存在のリアリティ」を感じ始めているのかもしれない。ただ、彼ら彼女らの場合、知覚―身体機構に即した想起が流れ込むのが完全に停止したわけではなく、衰退したに過ぎないのではあるが。

「知覚のリアリティ」を離れる経験は、何も瀕死者に限らない。それを意図的に志向する手立てもある。たとえば、アウグスティヌスは、身体の影響を排除した境地を求める。私たちは身体の感覚を通して、外界と接触し、そのため、五感から入ってくる外界の影響で心が乱され、自分の欲望が満たされない状態が生じ、心は不安定にならざるをえない。彼が求めたのは、身体的欲望や不完全な感覚から入ってくる外界の影響がまったく及ばない自己の内面の奥底の場である。その場があるとすれば、身体の影響に煩わされない、安定した自己の内面を確保できる。この内面に達する道筋が『告白』に描かれている。「私にとっての善は、もはや外界にあるのではなく、また肉の目によってこの地上に見える日のうちに求めもしなかった。外界のものから喜びを得ようとする人たちは、ややもすれば虚妄に陥って、『目に見えるはかないもの』に身をすり減らし、ひもじい思いをしながら、それらのものの心象をなめるのである」（九巻四章）。そして「存在の情感」とは、ルソーの「存在の感情」と呼応し、またクリスティーンのスピリチュアルな自己とも通じる。

前述のごとく、持続とは、現在的な行動への構えとしての具体的な知覚と潜在的な過去の記憶の増大とを二重化する運動とすると、認知症の人は前者に問題が生じているだけで、潜在的記憶そのものは増大しつつ、存続しつづけていることになる。とすれば、「認知症になっても、自分自身はなんら変わらない」という認知症の人々の証言は新たな視座から真実性を裏付けられることになる。

最後に、ベルクソンにしたがえば、私たちの生の充実はどのようにとらえられるのだろうか。『創造的進化』では、生命的傾向と物質的傾向とを峻別し、生命は、身体を介して物質界に貫入しているとする。神経中枢としての脳が精神と物質との接点となっている。生命の持続としての精神（記憶）は、物質界と相互浸透あるいは反発の関係を結ぶ。持続とは新しい性質が不断に生み出される生命的傾向のことであり、時間を生成させる。これに対して物質は惰性であり、記憶を持たない繰り返しである。物質と生命は峻別されるが、他方で、その区別は生命の持続の内的緊張の度合いによって相互に接近、離反を繰り返す。生命の持続の意識の内的緊張の高まりは生命的傾向に近づくが、意識の緊張の弛緩は惰性的な物質に近づく。こうして、本章冒頭の精神（記憶）と物質との二元論は統一が図られることになる。

気晴らしのみを求めて生きていれば、物質の惰性に引き戻され、その生は退屈、倦怠と化す。その反対に、努力を重ねる生命的傾向にしたがえば、生の飛躍としての高揚せる自己を体験することになる。認知症の人がその生活において極度の緊張を強いられながらも、困難に立ち向かって、生活するのは必然的に生命的傾向に参与することであり、その「努力の質と量」が精神的向上につながっていることになる。

注

1　Henri Bergson, *Matière et mémoire, Essai sur la Relation du corps à l'esprit*, 1896.（邦訳『物質と記憶―身体と精神の関係についての試論』竹内信夫訳、白水社、二〇一一年）三〇三頁。本書で参照したテクストは以下のものである。Henri Bergson, *Matière et mémoire, Essai sur la Relation du corps à l'esprit*, 1903, p.251

2　Henri Bergson, *op. cit.*, p.240,『物質と記憶』、二九一頁

3　Henri Bergson, *op. cit.*, p.257,『物質と記憶』、三一〇頁

知覚の限定に関して、二つの限定があるように思う。たとえば、視覚を例にとると、視野に入っている

ものなかで、可能的行動に関与するものを切り取るという仕方での視覚の限定の意味。もうひとつは、視覚は一秒間にいくつかの像しか認識できないので、蛍光灯の点滅は認識できず、ずっと灯もっているように見えるという視覚の能力の限界としての限定。

4 Henri Bergson, *op. cit.*, p.164,『物質と記憶』、二〇七頁
5 Henri Bergson, *op. cit.*, p.75-77,『物質と記憶』、一〇八—一一一頁
6 Henri Bergson, *op. cit.*, p.193-194,『物質と記憶』、二四〇頁
7 Henri Bergson, *op. cit.*, p.75,101,『物質と記憶』、一〇八、一二一、一三七頁
8 Henri Bergson, *op. cit.*, p.264,『物質と記憶』、三一八頁
9 Henri Bergson, *op. cit.*, p.264,『物質と記憶』、三一八—三一九頁
10 Henri Bergson, *op. cit.*, p.110,268,『物質と記憶』、一四六、三二三頁
11 Henri Bergson, *op. cit.*, p.273, 277,『物質と記憶』、三二八、三三三頁
12 Henri Bergson, *op. cit.*, p.164-165,『物質と記憶』、二〇八頁
13 Henri Bergson, *L' énergie spirituelle*, 1919（竹内信夫訳『精神のエネルギー』、白水社、二〇一四年、六五—六六頁）
14 Christine Bryden, *Dancing with Dementia; My story of Living positively with Dementia*, London Jessica Kingsley Publishers,2005., p.105
15 藤田和子「認知症になっても暮らしやすい社会をつくる」（『認知症とともにあたりまえに生きていく』中央法規出版、二〇二一年所収）五一頁
16 山田規畝子『崩れた脳生存する知』角川ソフィア文庫、二〇〇九年、一二〇—一二一頁
17 山田規畝子、前掲書、一一六頁
18 山田規畝子、前掲書、二三七頁

19 クリスティーン・ボーデン『私は誰になっていくの?』、九一頁
20 坂井克之『心の脳科学』中公新書、二〇〇八年、一〇八―一一一、一二九頁
21 Henri Bergson, *op. cit.*, p.269,『物質と記憶』、三二四頁
22 Henri Bergson, *op. cit.*, p.266,『物質と記憶』、三二一頁
23 佐藤雅彦『認知症になった私が伝えたいこと』大月書店、二〇一四年、六九頁
24 ベルクソン『精神のエネルギー』、邦訳、六六―六七頁
25 Henri Bergson, *op. cit.*, p.127,『物質と記憶』、一六五頁
26 Henri Bergson, *op. cit.*, p.120,『物質と記憶』、一五七頁
27 Henri Bergson, *op. cit.*, p.84,『物質と記憶』、一一九頁
28 Henri Bergson, *op. cit.*, p.106,『物質と記憶』、一四二頁
29 Henri Bergson, *op. cit.*, p.98,『物質と記憶』、一三三頁
30 Christine Bryden, *op. cit.*, p.118（前掲翻訳書、一五二頁）
31 Christine Bryden, *op. cit.*, p.122（前掲翻訳書、一六一頁）
32 Christine Bryden, *op. cit.*, p.103（前掲翻訳書、一三一頁）
33 長谷川和夫・猪熊律子『ボクはやっと認知症のことがわかった』KADOKAWA、二〇一九年、七頁
34 佐藤雅彦、前掲書、一一頁
35 Antonio Damasio, *The Feeling of What Happens Body and Emotion in the Making of Consciousness*, 1999（田中三彦訳『意識と自己』講談社、二〇一八年、六一―六六頁、一五五―一六五頁）
36 ダマシオ『意識と自己』、邦訳、四〇六―四〇七頁
37 佐藤雅彦、前掲書、一一頁
38 Henri Bergson , *Les deux sources de la morale et de la religion*, 1932.（中村雄二郎訳『道徳と宗教の二源泉』、

白水社、二〇〇一年、三一九頁)
39 ベルクソン『精神のエネルギー』、邦訳、一〇二頁
40 同前、四一頁
41 同前、四二頁
42 檜垣立哉『ベルクソンの哲学』勁草書房、二〇〇〇年、二三二—二三四、二六〇—二六二頁
43 前田英樹『ベルクソン哲学の遺言』岩波現代全書、二〇一三年、一一四頁
44 檜垣立哉、前掲書、二六一—二六三頁
45 Henri Bergson, *op. cit.*, p.149,『物質と記憶』、一八九頁

第五章　フランクルの人間学

認知症体験と強制収容所体験

クリスティーンが、認知機能が衰えても、「意味を求める」自己を実感した背景には、彼女自身が引用しているヴィクトール・フランクル（Viktor E. Frankl,1905-1997）の人間論が反映している。彼女は、フランクルの強制収容所体験が認知症の人の辿る過程と似ているとして、次のように記す。

「最初の反応として、幻想、否認、怒りがあり、やがて防衛反応としての無気力やユーモアに移行するが、最終的には宗教、芸術、音楽などのスピリチュアリティに内なる平和を見いだしていく。認知症の旅と格闘している人びとと似たような道すじをたどっているのだ。生存、幻想、否認、怒り、無気力、ユーモア、そして意味の希求、私たちは苦しみの道をたどりながら、内なる人、真の魂としての自己を探している。認知症という強制収容所の中で、日常生活の格闘と将来への怖れという苦難の中で、私たちは苦しみに意味を見つけることができる」[1]。

フランクルの体験は、「強制収容所では、あらゆる非本質的なものが人間から溶け去りました。人間が持つすべてのもの―金、権力、名声、幸福―が抜け落ちたところ、人間が『持つ』ことができず『ある』ことしかできないものだけが残ったところ、そこで残ったものは、人間自身だったのです。苦痛に燃やされ苦悩に焼かれて、人間は人間の中にある本質的なもの、人間的なものへと溶かし込まれたのです。つまるところ、人間とは何であるのか。もう一度そう問いましょう。人間とは自分がどのような存在であるかを常に決断する存在です」[2]。

すべてのものを奪われた時、「〈ある〉ことしかできないもの」、「人間の中にある本質的なものへと溶かし込まれた」というのは、クリスティーンの証言と響きあう。両者は、その置かれた状況はまったく異なるが、苛烈な境遇におかれて、人間存在の根底に降りていかざるを得ない状況は一致している。過酷な呻吟の果てにたどり着いたのが、苦しみに意味を見つける「真の自己」なのだろう。

「もとに在る」存在様式と応答性

クリスティーンのいう「真の自己」とはどういうものなのだろうか。ここでは、フランクルの精神的人格の概念から「真の自己」の内実を探り、生の根本構造を考えてみる。

フランクルは、人間存在の精神的な現実は世界の「もとに在る」(bei-sein) という関係的な存在様式であり、存在者間の関係が存在者に先行しているとする[3]。この「もとに在る」という存在様式は、人間存在の根源的あり方であり、認識においても主客の分裂に先んじていて、認識の根源的条件である。この世界（人々、事物）の「もとに在る」存在様式は、自己を超え出て世界の「もとに在る」という事態を意味し、精神的現実が自己を超え出る志向性にあることを示す[4]。

人間が「世界のもとに在る」存在であり、かつ有限な存在だということは、人間の責任性を照らし出す。責任性とは、個人の唯一性と具体的状況の一回性から、そのつどの意味と価値実現に対する責任性、応答性が生じる事態のことである。生の状況が具体的で一回的であるということは、死という人間の有限性に基づいている。したがって、人間とは人生から問われている存在であり、そのつどの一回的で個別的状況に対して、具体的に応答していく存在である[5]。裏を返せば、自分の有限性、死を自覚して生きていない限り、個人の唯一性も一回性も本来的な責任性や応答性も曖昧なままであり続ける。人生の最重要課題が責任性にあるというのは、すこし奇異に思えるが、この責任性は、自己の良心に対する責任性である。人生に応答する責任性は、自己の良心が課す責任を果たすか否かに依拠している。

フランクルは、「もとに在る」ことに根ざした「自己」において、自我（わたし）は他我（あなた）によってはじめて自我（わたし）となるという[6]。ルソーもまた、「真の私」は他者との深い交流によって成立し、自己の中に他者が現前していると告白する。

身体性を超える愛

フランクルは強制収容所で精神的崩壊を免れた人は、自分を待っている仕事や愛する人の面影をイメージでき、それを保持し続けた人だという。逆に、収容所の苦難に耐えかねて崩壊した人は、自分を超えた仕事や他者を思うことで、生きるエネルギーを得るような内面を持っていない人だった。つまり、人間の生きる力は、自分を超えたもの、仕事への使命や他者との友情や愛情によって涵養されるのだろう。

フランクルは、「相互にもとに在る」ことで、人格の絶対的他者性を超えて、他者を把握することを、愛と名付ける。愛は人間実存の根源的現象であり、他者を身体的、心理的に征服することを志向するのではなく、他者の本質としての精神的人格を志向する。愛は他の人間をかけがえのない存在として、その全体的な唯一性と一回性において体験することであり、愛する者は相手への献身において、相手を超えた世界にまで進むような内的な豊穣化を経験する[7]。真の愛それ自体はその覚醒と充足のために、決して身体性そのものを必要としない（思うに、自己の身体自体も異質な他性である）。そして、他者の本質を愛のなかで一旦、直観すれば、それは相手の人格を永久に把握したことになる。こうして、愛は相手の死を超えて私のうちで存続するのみならず、私はこの愛のうちに存続する[8]。つまり、この世界で経験した愛は、永遠につながっている。

たしかに、相互の深い愛情や心の通い合いに基づく関係は、内面に豊かさを与え、生まれ出たこととの意味を感動のうちに体験させてくれるだろう。しかし、愛による人格把握が永遠だというのは筆者には、空想に思えた。ところが、実際に肉親の死別にさいして、死者の人格がありありと甦って来て、その人格が時空を超えて強くリアルに迫ってくるという体験をした。そのとき、その悲嘆は自分の内部から発しているのではなく、死別した肉親から来ているような、強制的に悲嘆に誘引された感覚があった。

そんなことを話したら、幾人かの知人も同様な体験があるという。たとえば、ある知人は、葬儀に列席すると、故人の悲しみや後悔の念などが迫ってきてやりきれなくなるという。あるいは逆に、故人が満足げに微笑んでいる姿が思い浮かんだり、故人の深い安堵感が感じられることがある。このような経験は、死別という悲嘆に新たな光を投げかけるものではないか。そして、フランクルは愛が他者の心身有機体の感覚的諸断片ではなく、なお精神的人格を志向すると主張するが、それとは逆に、感覚的諸断片の記憶が、その奥にある精神的人格を把握する契機になることもあるように思う。たとえば、故人の所作や言葉の断片が、ありし日の人格をよみがえらせ哀惜の念が押し寄せることがある。この哀惜の情感が人と人とのつながりの本質のような気がする。

ともあれ、認知症になったクリスティーンが他者との関係に求めていたのは、魂と魂との永続的な関係である。魂と魂の関係とは、他者の本質としての精神的人格との関係に近いのかもしれない。

精神的人格

フランクルの人格概念の内容の検討を続ける。彼は人間を身体と心と精神という三つの存在層の交差の場として把握する。身体と心と精神は統一体であるが、その統一体の内部において、人間の内なる精神的なものが、身体的なものや心的なものと対決している。つまり、心身有機体としての自分自身から距離を取ることによって初めて、人間の内なる精神的なものである精神的人格は姿を現し、精神的なものと心身的なものが「発見的な分離」を遂げる[9]。「発見的な分離」というのは、心身有機体への抵抗において初めて精神的人格の存在が自覚にあがるということである。フランクルは、人間はその生物学的、心理学的、社会学的制約に対してある態度を取ることのできる自由の次元を有しているとし、精神病者であってもその精神的人格は背後に無傷で存在し続けると考える。

その一例として、ロボトミー手術（前頭葉白質切截術）をあげる。ロボトミー手術によって前頭葉を破壊されると、道徳的な責任や良心の領域が機能せず、あるいは倫理的、美的な事項を理解できなくなる、という指摘がある。しかし、フランクルはロボトミー手術をした強迫神経症の患者の内面的変化を分析し、知性はほとんど損傷は受けず、美的および倫理的関心も薄れず、強迫観念のみが消え、本来の自己に戻ったという症例を紹介する。そして、ロボトミー手術によって影響を受けるのは心身有機体に限定され、精神的人格にはまったく影響を与えていないと結論づける[10]。

のちにロボトミー手術は禁止されたが、それは、無気力症状などの副作用のためである。しかし、フランクルによれば、それらの副作用はすべて心身有機体への影響に限定でき、精神的人格には影響しないということになる。フランクルは多くの精神病患者の事例を紹介しており、精神的人格の概念形成には臨床経験の裏づけがあると思われる。

精神的人格が立ち向かうのは、外面的な境遇のみならず、内面的な苦痛、不安、悲しみ、憤りなどの情態性、あるいは自分の性格特性、衝動などの心身有機体に由来するものであり、それらに抵抗することで精神的人格は姿を現し、外的及び内的境遇において態度決定する内面的自由を確保する。心身有機体に起因する精神病にあらがうのも精神的人格である。ロゴセラピーはこの精神的人格を自覚するよう促すことに、その要諦がある。そして、なんらかの苦境や苦悩に翻弄され、呑み込まれ、服従することに何とか抵抗しようとする精神的人格は、心身有機体から発現したものではなく、それから独立した存在層に属する。なお、精神的人格は個人化された精神であり、意味や価値を求め、精神的無意識にまで根を延ばしている。

超越からの呼びかけと意味への意志

さて、人間の知性は、その知性より上位の位階にある知恵を洞察し得るほど高い。人間にとって理解不能な世界がこの世を超えて存在しており、その世界の意味だけが人間の苦悩に初めて意味を与えるとの予感がある[11]。そうして、「人格は自分自身をただ超越から把握するほかない…人間は、超越の呼びかけが彼の内で鳴りわたり響きわたる程度に応じてのみ、人格なのである。この超越の呼びかけを人間は良心において聴き取るのである」[12]。

ここで超越からの呼びかけへの応答が人格を形成するとは、旧約聖書にある神の呼びかけを連想させる。とはいえ、フランクルは超越からの呼びかけを、人間の意味信仰として新たに捉え直す。たとえば、医師に見放された患者は、それでも希望を持ち続けるが、それは希望なしには生きられない人間の実存を示していると同時に、この世を超えた希望、「将来の完成」を予見した意味信仰ともいえる[13]。超越の呼びかけは、つまりは意味を求めざるをえない人間の実存として捉え返されることになる。このようにして、人間には「意味への意志」が生の根本構造に横たわっている。

この「意味への意志が人間の根本構造である」とはどういうことなのだろう。それを岡本哲雄『フランクルの臨床哲学』は次のように説得的に説明する。「ひとは、生を授かったその瞬間から、自己が〈誰〉であるかという問いに、無意識のうちに応答するよう宿命づけられている」[14]。自我そのものに意識的にコントロールできない無意識が浸潤していて、この意味欲求は「精神的無意識」に根ざしている。すなわち、「私たちは、自分の唯一無二の〈いのち〉が根源的に与えられ、現に生かされていることの〈意味〉が何であるかはわかっていないとしても、この〈意味〉が根源的に与えられていることを前反省的に『信じて』(受け容れている)いるからこそ、自己の〈いのち〉そのものの働きを否定することなしに現に生きているのだ」。だから、「そのつどの状況下で誘発してくる『呼びかけ』としてこれを感受し、それに『応答』して自己を『証し』せずにはいられなくなる」[15]。つまり、自己の生の起源が意志とは無関係に与えられているという人間の生の条件が、生の意味を問わざるを得ないという動機となっているということになる。したがって、超越の声とは、生きていることそのものからの呼びかけの声である。

こうして、人間は身体の機能に依拠した心理から距離をとり、それに抵抗しうる精神的主体があり、それが人格なのであり、それは超越の呼びかけに責任をもって応答するものとしてある、ということになる。クリスティーンは一一五歳の脳のようだと診断されたとき、「スキャン画像と診断の後ろに、正常な人間としての私がいる」との確信があった。脳が萎縮し、認知の層が剥がれても、その底に健全な「真の自己」があるという彼女の直感は、フランクルのいう精神的主体としての人格と呼応している。精神的人格は、分割不可能であり、融合し得ないものであり、代替不可能で個別的な自己性をもつ。

過去という存在のあり方

さて、フランクルは過去を時間の介入がない点で最も確実な存在のあり方と規定する。その人が人生で達成し、成就したものは永遠に世界に影響を与え続ける完成した作品のようなものである。それは、個人の達成が宇宙を豊かにするという人類的、宇宙論的な次元での言及である。達成とは、前述のごとく、具体的な一回限りの状況に応答し、意味や価値実現に対する責任性を果たすことにある。あるいは、他者の精神的人格を志向した人間関係を結ぶこと、あるいはまた、超越の呼びかけに応答することでもある。そこに意味が生じる。

しかし、人間に理解できない意味を超えた意味としての超意味への信仰を前提とすれば、「一人の人間が生きた物語は、かつて書かれたどんな物語よりも、比較にならないほど偉大で創造的な業績なのである」。「過去に生じたすべての善いもの、すべての美しいものは、過去の中に確実に保存されている」[16]。

私たちの人生において、充実し、白熱した時は、流れ去り、消え去ったわけではなく、どこにもいかない。この世の時間の流れを超えて存続している。のみならず、その人が人生で達成した善いもの、美しいものは、この世界に影響を与え続ける。それなら、人が切り開き、自らのものとした精神的達成としての人格的自己は、死後も存在し続けることになる。しかし反面で、人間には自分にふさわしい責任を引き受けることを妨げる抵抗力もまた現に存在する。その抵抗力に屈した結果、怠惰や幼稚さ、凡庸さ、あるいは邪悪さなどが顕在化し、それもまた世界に影響を与え続けるのではないか、と推量されるが、この点をフランクルはどう考えるのだろう。

過去は過ぎ去り、消え去ったものと考え、未来を展望して私たちは生きているが、過去は流れ去らない。過去はまた私たちの無意識のうちに厳然と存続してもいる。老人が若い人に比べて自己を大幅に改変する自由が狭まっているのは、自己の内部で、過去の生がその存在を主張しているためである。

過去が無傷で実在するとするフランクルの提唱は、斬新である。私たちは、未来を志向して生きている。そのため、未来が閉ざされると、すべてが閉ざされたと思い込んでしまう。しかし、過去にたえず滑りゆく現在、現在にたえず到来する未来という時間の流れは、人間の認識の枠組みに過ぎず、それを超えた地平では、過去はそのままに実在しているのかもしれない。

さて人生の終わりにさしかかった老人は、その生涯という作品を修正できる自由をもっている。過ちばかりの人生だったとしても、それをあらたに書き換えることができる。つまり、これまでの人生を老年という最終章によって、統合し、より高度な調和へともたらす可能性が残されている[17]。とすると、死は、永遠という過去のなかに生涯が保存されるという完了である。

フランクルは、自己の人生が作品のように永遠に残り、この世界に影響を与え続けるというが、それは精神的人格の存続とどのような関係にあるのだろうか。

フランクルの人間論が認知症の人に開示するもの

フランクルの「意味への意志」を根本構造とした人間論に従えば、さまざまな困難を抱えて「今」に生きる認知症の人は、人生に対してどのように応答し、意味を見出していけばよいのだろう。クリスティーンは認知症になり、日常生活の「巨大で威圧的な」困難さに立ち向かう中で、それまでの知性に価値をおく生き方から「内なる安らぎと幸福」に価値をおく謙虚な生き方へと大きく舵を切った。「何年もの間、知的な難しい仕事で成功し、新しい知識を学び、改革を達成し、頭の体操が素早くできない人を仕事で見下してきたその後で、私は謙虚になった。そして知性というものがどんなにつまらないものかを悟ったのだ」。それは、「自分の知性に自信過剰だった私への神の皮肉とユーモアの絶妙の技だった」と認知症になった自己の運命を意味づける。

さらに「私の感情は病気前に比べ、もっと開放され、ほかの人々の気持ちにもっと関心をもつようになった」ばかりか、「他者の役に立っているということが、生きる張り合いを与えている」と自己意識の変化を振り返る。彼女は認知症によって、自己の本質に触れ、その魂の深みに何物にも代え難い宝を見出したのである。というのも、彼女は自分の認知症という人生の問いかけにおいて、認知症としての心身有機体に抵抗し、たえざる努力を重ね、避けられない苦悩を苦悩するなかで、自分自身を吟味し、苦悩のなかに意味を見出すという態度価値を実現し、自分自身へと成熟したからである。そして、クリスティーンのごとく人生の意味を求めて生きた時間は、過去という存在様式として存在し続けることになる。

死を超え出る自己

さて、クリスティーンは、「真の自己」は永遠だと予感する。フランクルは、精神的人格の永遠性をどう考えているのだろうか。前述のごとく、精神的人格が心身有機体から独立しているのなら、身体の崩壊後も存続する可能性をもつことになる。フランクルは、死後も「精神的な自己はある」と次のように述べる。

「死によって人は心理身体的な自我（ego）を完全に失うが、それでも残るものが自己（self）、精神的な自己である。死者はもはや自我を持たない。彼はもはや何も『持って』いない。彼はただ自己で『ある』だけである」[18]。「自己であるだけ」とは強制収容所での経験と重なるものではあるが、私たちは、精神的自己については、心身的なものとの共存以外は経験がないので、心身の崩壊後の精神的自己について言表することはできない。とはいえ、フランクルは、精神的自己は誕生から死という時空の枠を超えていて、「超生命を生きている」、「死すべきものではない」と主張する[19]。

フランクルは、一方では、人間は生きている間は「なる」存在であり、生を終えるとき初めて、自らの世界を自己完結する[20]と論じる。しかし他方では、希望の根源には、「将来の完成」を予示する超越的な意味内容が根を下ろしているとする。「将来の完成」とは、この世界を超えた世界での人格の完成を意味している。すると、精神的自己は過去の完結した自己の永遠の相とともに、未来における人格の完成を希望しうるとする両義的意味をもつことになる。

フランクルの人間論は、豊富な臨床経験を踏まえ、人間の責任性や応答性、意味を求める意志など人間性への卓越した洞察と奥行きをもった人間理解の地平を提示する。そして、人間より高次の実在との関係において、人格の永遠性を示唆するのは、臨床経験に基づいた洞察のみならず、ユダヤ・キリスト教の影響が強く映し出されている。ただキリスト教では、個別的人格の永遠性とは身体を伴った永遠性（復活）を意味するのではあるが。

脳神経科学では、脳死になれば、意識は消滅することが前提とされている。それなら、意識が失われた状態で精神的自己の永遠性などを主張するのは、荒唐無稽な空想に過ぎないのだろうか。そうではなくて、フランクルは「人間の世界を超えた世界が存在し、その世界のなかで、私たちの苦悩の究極の意味に対する問いに答えが与えられ、人間の超意味の探求がまっとうされる」[21]と期待し、この世界の時空を超えた次元における精神的自己の継続を希望的に語っているのである。

世界の時空間を超えた地平

世界を超えた出た地平に関して、上田閑照は人間存在を「二重世界内存在」と捉える。私たちの経験が可能となっている場所は、包括的な意味連関の空間であり、それを「世界」とすると、「世界」は必ず限定されたものとなる。限られた有限な世界では、その世界が置かれてある場所が問われうる。つまり、私たちの存在の場所は、「世界」と「世界が於いてある限りない開け」の二重になっている。その重なりが、経験の本当の次元であって、深みの次元をなしている[22]。宗教は、「世界が於いてある限りない開け」を主題化したものと考えられる。つまり、私たちのこの世界での経験は、同時に「世界が於いてある限りない開け」での経験でもある。目に見えず、認識できない世界がこの世界の外に存在し、その外の世界への開けにおいて、私たちの生きている世界が存在していることになる。

岡潔は、自然科学の限界を次のように指摘する。

自然科学が対象とするのは、この時空間内の物質である。しかるに、その物質を構成する素粒子の振る舞いは、人間に先験的に与えられた認識の枠組みとしての時間と空間の枠組みを超え出ている。物質世界は、人間の認識の枠組みの時空間内で完結していないとすると、物質の世界が独立して存在するはずだという大前提が覆されてしまったので、「自然科学は救いようがない破局に当面している」[23]。

この物質世界そのものが、人間の認識形式としての時空間を超え出ているとすると、私たちは人間の認識を超えた世界の地平の存在を想定せざるを得ないことになる。

なお岡は、情に着目し、「情の世界という非現象界の基礎があるからこそ、自然界、現象界というものが成り立つ」[24]とまで情の働きを拡張している。すると、情もまた人間の認識の枠組みを超え出ていることになる。情は、この世界と世界を超え出た地平の双方にまがたっているという点で、精神的人格と通じるが、情の方がはるかに広い概念である。

さて、フランクルの説く心身有機体に抵抗する精神的人格の存在は身体の崩壊が自己の崩壊につながらないことを示す。すると、身体の病は精神を病ませることにならず、精神の主体性を身体に明け渡さなくともよくなる。ただ、脳の構造から心身有機体と精神との葛藤を説明できるところもある。大脳辺縁系（爬虫類などと同じ）は攻撃性や恐怖、縄張り意識などの強い情動を喚起する。この強い情動を理性的に抑制するのが大脳新皮質であり、人間の脳自体が葛藤構造になっているのである。

かつてボランティアをしていた緩和ケア病棟では、患者は身体の衰えにもかかわらず、それに抵抗する精神の力を示すことがあった。たとえば、末期がんで身体は動けないほど衰弱しているのに、配偶者が認知症のため、看取るまでは死ねないと語る人、死への過程を自覚的に体験し、こうやって人は死んでいくのだと冷静に語る人、あるいは六五歳で死ぬのはちょうどいい年齢だ、死ぬことに満足していると笑いながら語る人もいた。また人生を凝縮したような笑顔を見せる人もいた。これらは、脳内の葛藤構造というより、心身有機体を超えた見地から、心身有機体に抵抗する精神の力に由来すると考えた方が納得がいく。

では、心身有機体に抵抗し、良心の呼びかけに応じる精神的人格とは、具体的にどういう特質のものなのだろうか。それは、トゥルニエの説く成熟した老人の特質のごときものかもしれない。

老人は権力本能を昇華し、心情によって、すべての受容によって寛大さや無私の心によって、力を示すことができる。老人は、大きく心を開き、理解力があり、無償の愛に輝き、寛大で真実で、羨望、嫉妬をもたず、生命や励ましを与えうる。

ここに出る「寛大さ」「無私の心」「無償の愛」のような特質は、自己を中心において、利得を求めるのではなく、人生から自己に求められているものに応じる方向に舵を切って初めて可能となるものであろう。しかし反面で、トゥルニエは、成熟に失敗した老人の特質も指摘している。「自己の能力を開発する喜びを知らなかった人は、老後、退屈し無関心と無気力に沈む。そして、エゴイストで文句をいい、権威的で、非難がましく、自分の不幸を嘆く特質をもった老人である」。利己的な習慣が身についた人は、心身の影響を免れても利己的な精神を保持するのではないか。

前述のごとく、岡潔は、情がすべての源となっていると考える。「人と人が言葉を交わすと、話が通じる」のは情が通じ合っているからだし、「創造のはじめに働くのも情」である。また「知や意は、情という水に立ついわば波のようなもの」であり、知や意を情の現象化の一部と位置づける。現象の世界の背後にその世界を現象させる源としての情の世界が広がっている[25]。ここでの情とは、身体内部から生起する情動ではなく、根源的で存在論的な意味での情という意味である。

そして、すべての根源にある情の働きを、自我の利己心で歪めた人は、本源的情本来がもつ純粋な喜びや悲しみを失うという深刻な事態に直面することになる。つまり、生きる意欲や喜びは情の純度に依存する。

岡潔の説くように感情の根源が身体から発生する情動ではなく、あらゆる現象を成り立たせている根源的で存在論的な意味での情であるとすれば、私たちの心（知情意）を成り立たせているものは、この時空間の世界を超えていることになる。

ルソーは調和を判定するのは、感覚に反応する受動的感情とは区別された、能動的で生得的な魂の感情だとした。この魂の感情も身体から独立している。これに対して、ダマシオは、感情が身体内から生じた情動の私的な心的体験であるとし、意識を認識の感情と定義する。従って、意識は身体の死とともに消失することになる。

注
1　Christine Bryden, *op. cit.*, p.162, 邦訳、二一八頁
2　Viktor Emil Frankl, *Der leidende Mensch: Anthropologische Grundlagen der Psychotherapie*, 1984（山田邦男・松田美佳訳『苦悩する人間』春秋社、二〇〇四年）、一五八頁

3　Viktor Emil Frankl, *Ärztliche Seelsorge, 11, 2005.*（山田邦夫監訳・岡本哲雄・雨宮徹・今井伸和訳『人間とは何か』春秋社、二〇一一年）、一二五頁

4　Viktor Emil Frankl, *Der unbedingte Mensch*, 1975（山田邦男監訳『制約されざる人間』春秋社、二〇〇〇年）、六八頁

5　岡本哲雄『フランクルの臨床哲学』（春秋社、二〇二二年）は、「もとにある」ことの内容を興味深く分析している（八〇—一〇三頁）。

6　フランクル『人間とは何か』、一二五、一三一、一四六頁

7　同前、二七頁

8　同前、二二一—二二二頁

9　同前、二三二、二四一頁

10　フランクル『人間とは何か』、四四八—四四九頁

11　フランクル『制約されざる人間』、二二八頁

12　フランクル『人間とは何か』、四四一—四四三頁

13　フランクル『制約されざる人間』、九五—一〇四頁

14　フランクル『人間とは何か』、八八、四五〇頁

15　同前、四五一頁

16　同前、四一四頁

17　岡本哲雄『フランクルの臨床哲学』春秋社、二〇二二年、二〇八頁

15　岡本哲雄、前掲書、四〇四頁

16　フランクル『人間とは何か』、九〇、九二頁

17　同前、一四七—一五〇頁

18 Viktor Emil Frankl, *The Feeling of Meaninglessness-A Challenge to Psychotherapy and Philosophy Edited & with an Introduction by Alexander Bathyany*, 1992（広岡義之他訳『虚無感について』青土社、二〇一五年、一三九頁）
19 フランクル『制約されざる人間』、一八九頁
20 同前、一九八頁
21 フランクル『虚無感について』、一六四頁
22 上田閑照「宗教と文化」（南山宗教文化研究所編『宗教と文化—諸宗教の対話』人文書院、一九九四年、所収）、一二五—一二八頁
23 岡潔『数学する人生』（森田真生編、新潮文庫、二〇一九年）、二九—三〇頁
24 岡潔、前掲書、四八頁
25 岡潔、前掲書、四七—四八頁

第六章　認知症の人が問いかけるもの

自己の身体と精神

自己を身体と仮定すると、言うまでもなく、私たちの生理的身体は環境に開かれ、その環境との相互作用（食物摂取と排泄、ガス交換、地磁気、重力、気圧など）によって初めて維持される。また体の細胞は絶えず入れ替わって一定の平衡を保っている。しかも、身体自体も受精卵から乳児、幼児、児童、青年、成人、壮年、老年とそのサイズや能力も激しく変化し続ける。それゆえ、私の身体はこの世界の相互作用のネットワークの中に組み込まれていて、環境世界との相互作用の中で生きているのであるから、その意味では私の身体という明確な境界はないともいえる。

しかも私の身体は、私が設計し、つくり上げたものではない。身体を構成する細胞の一個でさえ、私はコミットしていない。かてて加えて、生きるために必要な身体のメカニズムは（免疫系や循環器系など）、無意志のうちに作動し、身体に対して精神が主体性を発揮できるのは、身体維持のごく一部についてのみである。私が哺乳類の身体で、ここに生きているという現実は、私の仕組んだことではない。すると、身体の病や老化や死は、ある意味では私の自己意識とは無関係なところで生起する出来事にほかならない。

にもかかわらず、この与えられた身体において、身体の快苦が自分の快苦として感じられるのはなぜなのか。それは、この身体を自分の身体として感じ、自分のものとして動かすからだ。このメカニズムは、医学的には、神経系（運動系と感覚系）から説明されている。

ともかく、どこからか与えられた馴染みのない哺乳類の身体が、いつの間にか自分のものとして感じ取られるようになり、自分の身体として経験できるようになる。この客体的身体を自分の主観的身体とするのは何なのか。それは、生命が宿ったからとも想定できる。子どもの頃、昆虫に魅了されていたことを思い出す。ただその昆虫が死骸となったとたんに、魅力は失われた。だから魅了されていたのは、新品のように光り輝く昆虫の形や色ではなく、昆虫に宿った命の神秘性であり、その命に自分の命との同一性を見ていたためだろう。命の抜け殻に魅力はない。だから、身体の死は、身体を主観的に経験させていた命の撤退とも推測できる。

生物的死によって生理的身体は、有機体の統合力を解かれ、物質世界に還ることになるが、そのとき、哺乳類の身体を自分の身体と感じていた自己意識もまた分解して雲散霧消するのだろうか。

つぎに、自己の本質が身体ではなく、精神にあると仮定してみる。精神も身体と同じく自分の置かれた文化環境や他者の人格や意見を摂取して成立していて、自己の精神の境界は曖昧である。それでは、自己の精神の独自性はどこにあるのだろう。自己の精神の独自性は、外部を自己に取り込むとき、それを取捨選択する主体性にあるように思える。ただ取捨選択する主体性にしても、自己意識の埒外にある言語構造や社会構造などによって制約された主体性に他ならないが。最終的に残る主体性は、フランクルのいう心身有機体に抵抗する精神的人格だけかもしれない。それは、身体のみならず、不安や憤りといった内面的な情態性に呑み込まれないように抵抗する主体性でもある。

こうして、自己とは他者や環境との相互作用において形成され、身体を自分のものとして感じるという謎に満ちた作用によって生じている。それでは、精神にとって、身体は資産なのか、それとも負債なのか。

ここで、所与の身体からどれだけ快楽を引き出し、苦痛を減じられるのかと画策する自己中心的世界観を転換し、自分の身体が与えられ、身体の生が環境との相互作用によって支えられ、心臓が自動的に律動しているなど、意識的努力を身体に振り分ける必要がないのは、この生をどのように生きるべきか、というより高度な課題が与えられている、と想定することもできる。では、その課題とはどういうものなのだろうか。プラトン（Platon, B.C.427-347）は、真理と美と善を求める魂の性質に従うことを理想とした。アリストテレス（Aristoteles, B.C.384-322）は、生物の栄養摂取や生殖という活動は、永遠で神的なものに可能な限り近づくためであると考えた。ナザレのイエスは、愛敵と隣人愛の実践によって、神の支配を求めることだとした。これらの生の課題はいずれも、認知症になっても、取り組むことが可能なものである。それをクリスティーンの証言は雄弁に物語っている。

老人の身体と精神

老人において、身体と精神との関係はどう変化するのだろうか。老人になると、身体の不自由さを実感する。身体を意のままに動かせない苦痛や悲哀は、身体と精神との乖離を自覚させる。ソクラテスが身体は魂の牢獄と言った意味がよくわかるようになる。高齢者にとり、身体は厄介なものとなる。それに伴い、自己の精神のあり方が浮上してくる。

ここでは、それまでの人生において経験した総体を自己の精神だと一応、仮定してみる。すると、老人は、自分の人生経験の蓄積が豊かで、そのなかには他者や事物との交流、あるいは超越者との交流が包摂されている。だから、老人は過去の想起によって「いま」が幾重にも潤色され、「いま」の重層的な豊かさを味わうことができる。老人は、自己に畳み込まれている諸々の記憶という資産を展開して、新たな自覚を得ることで、豊かで満ち足りた死を迎えるための備えができる境遇にある。すなわち、老人の精神は死に備える成熟を目指しているのだろう。その成熟とは、トゥルニエの説く老人の成熟、すなわち、無私で寛大な心、無償の愛などの特質である。このような内面的成熟が、重篤な病に陥っても、慟哭のさなかにあっても、あるいは死に臨んでも、それらに呑み込まれてしまわない精神の抵抗力を準備することになる。

ルソーは『孤独な散歩者の夢想』で、「老人にまだ勉強しなければならないことが残っているとすれば、それは、ひとえに死ぬことを学ぶことだ」[1]と書く。そして自然にひたり、植物採集とその観察・調査に没頭する。そのなかで、肉体の問題に突き当たる。「私にとり、肉体はもはや面倒で障害でしかないのだから、私はもう今からできる限りこの肉体から逃れていく」[2]と魂の肉体からの離脱を空想する。そして、肉体の情念による怒りや憎しみを排除し、さらに人々の情念に由来する社会的な虚飾も排除していって、自分が存在するだけで満ち足りる「存在の感情」を味わう。つまり、社会的な虚栄心や自尊心としての利己愛を本来の自己愛に縮減し、魂に本来の調和を取り戻そうとする。言い換えれば「私は私のみで私である」と考えて、優劣を競う社会的自我ではなく、自然と一体となった自己へと脱皮することで、「死に臨んで携えていけるもの」を考えようとする。

フランクルは、強制収容所では、人間は「持つ」ことができず、ただ「ある」ことしかできないものが残った、という。クリスティーンは、強制収容所体験が認知症の人の体験と類似しているとし、最終的に苦しみに意味を見つけることになったと告白する。

老人は、眼や耳など感覚器官の機能が鈍化し、運動機能も衰退する。老人が内省的になるのは身体の老化のなせるわざである。したがって、「存在の感情」は老人の精神の理想的到達点ともいえる。

アウグスティヌスはこういう。外界のものから喜びを得ようと、目にみえるはかないものに身をすり減らすのではなく、五感からの感覚にとらわれることを捨て、内面に向かう。身体の影響にわずらわされない内面が「私にとっての善」となった。

ベルクソンに従えば、私たちは、生きている時間の尖端において絶えずあらたな心的状態を経験し、その経験が記憶総体のなかに統合されていく。自己の経験が成熟すれば、かつての経験の意味あいも異なった様相を呈してくる。高齢者はそれまでの生きられた経験を俯瞰でき、人生の様々な局面でなした選択や決断を、現在の生から見直し、捉えなおすことができる境遇にある。そのため、過去の折々の選択や決断の個別的意味を自己の精神の軌跡全体のなかに位置づけるという「統合」の課題（エリクソン）が残されている。そして、この自己の精神の軌道が現世を超えて飛翔し、超越的な意味にまで達するのか、現世内にその意味を限定するのかは、その人が形成してきた精神のありかたによるのだろう。

この老人一般の特質に対して、認知症の人はどうなのだろう。「過去も未来もない現在に生きている」のは、不安や貪欲から解放された静かな悟りの境地として感じられ、「存在の感情」のようでもある。そして、認知症の人は、脳の萎縮のために現実との接触面が減り、過去の記憶が、夢想のように広がっているのだろうか。あるいは脳機能を超え出た精神的人格は真の自己として、生の意味を問い続けるのだろうか。

主客分裂以前の経験

フランクルのいう「精神的なもの」とは、「主体が、主体と客体の分裂する以前の現実に没入し、無となることによって生じている無意識的なアクチュアリティ、その限り、対象化された世界経験を越えたスピリチュアルな現実が世界における意味や価値の経験として働き出てくる」ことを指す[3]。精神的なものとは、主客の分裂以前の現実への没入だとすると、ロゴセラピーにおいて、人間を癒す精神的なものとは、主客の壁が取り払われた体験である。宇宙飛行士の体験は、自己が宇宙の調和の一部と化し、宇宙と自己とが融合した体験であった。

ルソーもまた神に造られた自然に浸ることで、神に造られた心身が自然と同調、共鳴し、あるいは自然に溶け込み、自我の統合力がゆるみ、主客が融合した状態において魂の調和の回復を図る。これらは、クリスティーンの語る「庭園や草花の美しさとつながる私」と通じる。また、彼女が社会的レッテルではなく、感情で共感したつながり、魂と魂の交流を求めているのは、人間関係において対象化して相手を認識するという関わり方ではなく、主客の区別を超えた関係を求めているともいえる。

主客分裂以前の体験というと、西田幾多郎の「主客未分離の純粋意識」が思い浮かぶ。西田は、純粋意識を実在として、そこから人間存在を探求し、自己に内在する宇宙の統一力などの先駆的発想を『善の研究』に著している。そして、晩年の論文「場所論的論理と宗教的世界観」には、超越者と人間の関係を「逆対応」「内在即超越」（「即」とはAと非Aがひとつの事態の表裏であることを意味する）という概念で考究した論文があるが、拙論「開かれたキリスト教の探求」（『宗教を開く』〈聖公会出版二〇一五年、所収〉）に書いたので、ここでは触れない。

ついでながらコメントしておくと、主客未分離の意識についての考究は、フッサールの現象学に求められる。彼は、自己の内在意識（主観）は疑えない現象であり、その現象を起点として哲学的思索を展開する。すると、私たちが客観と呼んでいるのは、正確には、内在意識の中で構成された確信に過ぎないことになる。

また八木によれば、主客未分離の直接的経験が重要なのは、「私は私のみで私である」とする自我を打ち砕き、身体を含めた自己が宇宙の相互作用のネットワークの中で生きているという現実を覚知させるからである。さらに対人関係においては、自他の交流において、対象化する知では到達できない、精神的な意味の経験を可能にするからである。

筆者は、主客未分離の体験が登山やキャンプなど自然に浸ることでも生じると考える。自然に浸ることで、狭い自我意識から解放され、自由を感じ、悩みが解消したという経験は誰にもあることだろう。

学校や職場の人間関係は、ややもすれば、単なる自我同士の関係に収斂しがちであり、ときに精神が蝕まれることさえある。このような人間関係に疲弊した人が自然の中に浸るのは、よくあることである。そこで、自我は自然との相互作用のなかで成立しているもっと大きな自己であるという現実をリアルに体験することになる。

意味を求める意志

フランクルは、人間の本質を「意味への意志」にみた。生の意味は生を対象化して分析するところからではなく、主客分裂以前の経験において感じ取られる。

この「意味への意志」は、精神的無意識に源をもつ。すなわち、命が与えられ、生きていること自体が、すでに無意識のうちに生の意味を信じ、具体的で一回的な生の呼びかけに、応答することで、自己存在の証しを立てざるを得ないという事態に巻き込まれていることを示している。つまり意味を求めるのは、人間の実存に組み込まれた本性ということになる。

クリスティーンは認知症が進んでも、意味を求める自己はあると主張する。それは、この意味への意志は無意識にまで根を延ばした、生にとって、根源的なものだからだろう。

フランクルは、自己以外のものを志向して献身した領域に応じて、副次的に自己実現が達成され、豊かな経験が確立される、という。自己を超越すればするほど、その経験は過去という存在様式に厳然と建立されていき、精神的な豊かさ（善や美）として世界に影響を与え続ける。

宗教における自己

自己意識が幾つかの層から構成されているという自覚は、人生におけるさまざまな危機的状況に適用できる。たとえば、自殺念慮は皮相な自我意識「私は私のみで私である」という小我に偏った結果であり、自己が自然や宇宙や超越的存在とつながり、様々な関係の交差する場だとする自覚を深めることができれば、自殺念慮に対して抵抗力がうまれる。自己は、自我を超えた宇宙の力の作用圏のなかにあると意識を拡大することができれば、多くの悩みはとるに足らない小さなものに思えてくるからだ。また、未来が閉ざされたと見えるときでも、過去の達成が実在し続けていると思い直せば、そこに完成への希望を見出すことができる。ともかく、自己は閉じたものではなく、生命の根源につながっていて、宇宙に開いている。

これは他者との関係にも応用できる。他者を単なる自我、小我として固定的に把握し、判断すれば、自他の世界は赤貧化する。しかし他者の自己も宇宙の本質とつながっていて、小我と大我の間を揺れ動いている存在として見ることができれば、他者との関係は豊かな可能性を秘めたものとなる。

私たちは繰り返し「私は私のみで私である」という小我の自己意識に陥る。キリスト教の礼拝は、神によって自我そのものが生かされていることを指し示し、狭まった自我から本来的自己の回復を遂げるためにある。

同じ事情は、浄土系仏教についてもいえる。より高次の無限の大悲に満ちた阿弥陀仏の手の中にあるという信頼は、死に際して安心感を与えることになる。とはいえ、この無限の大悲の中に生きているという安心感を自家薬籠中の物とするには、生活の中でその気づきと実感を積み重ねていくほかはない。また、禅仏教の主眼は、自我の我執や我欲を離れるための修行にあり、単なる自我を打破し、生死を越えた境地を求める。

ユダヤ・キリスト教では、神に向かって個人的に問いかける内面が形成される。その内面は、死に臨んでも精神的な力を発揮する。神のはたらきは、統合への促しを内的に与えるものであるとすると、それは諸々の外的な苦難を取り去るという仕方ではなく、苦難を乗り越える力を内的に与えるという仕方で介入する。

クリスティーンが認知症という呪いのような恐怖に対抗できたのは、苦難のなかで、神が共にいて、苦難を乗り越える力が与えられたという体験による。「神が共にいる」との確信に至るまでの過程は、仏教的に言い換えれば、自我（小我）を失う恐怖を見据えるうちに、自我（小我）を超えた大きな存在に身をゆだねるという境地（大我）に達した、ともいえる。葉（小我）と木（大我）にたとえるなら、葉が葉のみで生きていたという錯覚が破れ、葉としての自我が木につながっていて初めて自己が生じているという覚知に至ったということだろう。

ホスピスや緩和ケア病棟で、安心しきった境地で死を迎える患者さんたちに幾人も出会った。その人たちを見ていると、人生そのものへの信頼がある人なのではないかと思われた。これまで生きて来た生自体への信頼があるか否かが、死への態度を決めるようだ。

脳神経科学の限界

認知症は神経細胞が少しずつ死滅し、脳が委縮し、とくに短期記憶機能が弱化し、認知機能が衰える病である。その原因から、脳神経科学が認知症の症状についての強い発言力をもっている。とはいえ、はたして脳神経科学は認知症を説明し尽すことができるほど磐石なものなのだろうか。

八木、フランクル、ベルクソンは、人間の実存が脳機能をはるかに超えたものだと主張している。脳機能では把捉できない精神性が存在するということだ。八木は脳神経科学の限界を次のように指摘する。脳の神経細胞の活動を分析し、心が生じるさまを明らかにするには、どうしても脳の神経細胞の活動状況と心の動きとの対応関係を明らかにしたうえでの、「解読作業」が求められる。つまり、脳の神経細胞の活動は外部から観察し、計測が可能だが、心は外部からは観測も計測もできない。したがって、脳の神経細胞の活動と心の動きを同じ次元で対応させて論じるには、そこに解読という作業が介在せざるを得ない。

たとえば、指にトゲささっている。トゲは神経を刺激し、その刺激は電気信号となって末梢神経系から脳に到達する。客観的には、その物理化学的過程があるだけである。他方で、トゲが刺さった人は痛みを感じる。この神経系の過程と痛いという感覚との間には直接の因果関係はなく、対応関係があるだけで、なぜ痛みが生じるのか、そのメカニズムはわからない。その対応関係を神経系への刺激が痛みという心の状態となると「解読」しているにすぎない[4]。しかも、その痛みは人によって感じ方が違うし、痛みには、嫌悪感、不快感、不安などの諸々の周辺的情動がともなうが、その周辺的情動には大きな個人差がある。

このことに関連して、神経科学者であるダマシオは、脳内のニューラルマップ（神経細胞の活性・不活性のパターン）がどのようにして心的イメージになるかについては大きな溝が横たわっていると指摘する。「ニューラル・パターンは神経解剖学、神経生理学、神経化学という手段を使って説明できるし、（心的）イメージは内観という手段を使って説明できる。しかし、前者から後者がどのようにして得られるかは、ほんの部分的にしか知られていない」[5]。ここで、ダマシオは、ニューラル・パターンは科学的に観察、計測でき、心は内観によって説明できるとし、双方の対応関係の不整合（外から計測できるものと、内的に現象するものとの不整合）は問題としていない。しかも、脳のニューラル・パターンがある心の状態を生み出すメカニズムはほとんど分っていないと断言している。こんな段階で、脳が心を生み出していると大胆に仮定できるのだろうか。

　これに加えて、脳の神経細胞の活動と心の動きとの因果関係の問題もある。たとえば、人間の意志によって、脳内の反応部位が変化するのは観察されている。意志によって、脳の反応部位が変化するのであれば、非物質である意志が脳のニューラル・パターンを変えている。しかし裏を返せば、意志を生じるに足る意識状態は脳が機能しているという前提に基づいている。さらに不思議なのは、幼児・児童期に虐待や暴言にさらされると、前頭葉の発育が阻害されるという実証的研究がある。とすれば、心のストレスという非物質が脳という物質の発達に影響を与えていることになる。つまり心は脳という物質から生まれている側面と、心のあり方という非物質が脳という物質に影響を与えているという側面との両面があることになる。脳と心の双方からのアプローチが要請されることになる。つまり、脳と心という二つの実体があり、相互作用しているとも考えられる。

　なお、八木は、生体を物質と生命の「作用的一」という概念で説明している。つまり、物質と生命は実体が異なるが、生体内での物質の振る舞いは、そのまま生体の営みとして自覚される点で両者は一である。この作用的一の概念を用いると、前述のごとき、心の状態と脳の状態との相互作用、因果関係の双方向性が納得できる。

人間の遺体は、時間が経過すると、すべての細胞が死に絶え、ミイラ化して完全な物質と化し、明らかに、生前の人となりが映し出されていた身体とは異なる姿に変容する。つまり死によって、身体が物質と化すのは、身体から生命的なものが消失し、作用的一が解消したためなのかもしれない。

認知症の中核症状とベルクソン仮説

ベルクソンは、脳を現実に注意を向け、行動を準備し、行動を導く器官だと規定した。この規定に立つなら、認知症の人は脳の萎縮が進行し、物忘れと認知機能の衰退がどれほど進行しても、それは現実との接触を失い、行動に支障が出るだけで、精神は健全に保たれているということになる。

ベルクソンは、失語症を分析した結果、それは記憶の喪失ではなく、知覚を行動につなげる連携に問題が生じ、知覚に即した想起群が焦点化してスムーズに降り立たないためだと結論づけた。この失語症の原因となるメカニズムの分析は、認知症のさまざまな中核症状の解釈に適用できた。以下、繰り返しになるがまとめておきたい。

認知症による脳の萎縮によって、現実の行動に要請される直近の過去の感覚的知覚群と直近の未来の運動群の連結システムに障害が生じ、その結果、記憶を焦点化、意識化して想起する脳のプロセスが阻害され、認知機能の低下、失語、失認、実行機能の障害、方向感覚の狂い、見当識障害などが起こると解釈できる。すると、脳の神経細胞の消滅が記憶を消失させるという前提はくつがえされる。

つぎに、認知症の人が、日常生活で努力を強いられ、疲れる事態はどう解釈されるのだろう。それは、現在の知覚に触発されて、行動に必要な想起群を探し求め、意識化するプロセスが円滑にできないために、再認するさいに、意識の内的緊張が高まるためである。

認知症予防には、知覚と身体運動との連携を促進するもの（コグニサイズ）が寄与することも知覚―身体運動プロセスが認知に関与していることを示す。

認知症は物忘れのみならず、視覚や平衡感覚、方向感覚、数の認識にも支障が生じるとされている。これらもまた、知覚―運動系の連携に障害があることから説明できる。そもそも知覚は可能的行動を照らし出すものであった。行動のための知覚に即した想起が意識化できなくなり、認識が成立しなくなるのだった。

では、衣服の着脱や食事の手順など運動性の忘却（失行）はどうなのだろう。ベルクソンによれば、運動性の記憶は、習慣によって形成され、身体に組み込まれ、反射運動に接続するものである。したがって、運動性の記憶の消失は、脳の萎縮に起因することになる。

こうして、認知症の人は行動に必要な知覚に即した想起ができず、認知過程に障害が生じる。

しかし、脳の管轄に属さない潜在的記憶全体は失われてはいないとすると、「記憶はなくなったり戻ったりする」「本棚が崩れたような感じで、本棚は確かにそこにある。でもバラバラで、雑然として整理がつかない」「認知症の人は記憶をなくしたのではなく、記憶の箱から記憶を取り出す鍵をなくしただけ」という認知症の人の言説がより正確に把握できる。

実行機能障害は、洗濯や料理など計画や段取りを必要とする行為ができなくなるものである。それは知覚―行動の連結の問題のみならず近時記憶のあいまいさによって、手順を踏んだ行為が苦手になるのだろう。

見当識障害のなかで、今の現実を何十年も前の記憶と取り違えるのは、近時記憶の弱化によって、時間の流れが感じられなくなり、現実の知覚に即して想起群を取捨選択する脳機能が衰えているためだろう。そのため想起群の取り違えがおこる。九〇歳代の認知症の人が、幼児返りするのもそのせいである。だから潜在的記憶は脳細胞の死滅とは無関係に存続している。そして、潜在的記憶全体は回路のようにつながっているとすると、記憶の断片から、想起群を呼び戻す訓練の有効性が確認できる。

記憶の想起力の弱化は、もうひとつの問題、「自分がなくなってしまう」という恐怖を生む。それは自分の人生の過去が失われ、自己が消え去る恐怖ともいえる。しかし、認知症が進行しても、認知の層の背後に、「生まれてからずっと、私を私にしている真の自己」はあるとクリスティーンは確言する。この確言を理解するために、記憶は経験にしたがって雪だるまのように増大し続けるが、脳内には蓄えられてはおらず、かつ脳は現実の物質世界との接触を確保する機能しかないというベルクソンの仮説に着目してみる。すると、脳が萎縮、衰弱すれば、現実世界での行動に支障が生じるとはいえ、潜在記憶の総体としての自己は存続していることになる。この意味で、「生まれてからずっと、私を私にしている真の自己」は持続しているとするクリスティーンの証言は了解される。

認知症の人が短期記憶を消失するのは、脳神経科学によれば、海馬の萎縮により、短期記憶の記銘・保持・想起のいずれかが衰えるからである。これに対して、ベルクソン仮説を適用すると、海馬は、想起に物質性を付与し、現実との接触を確保する役割を果たしていると推定される。それのみならず、「記憶はあるが、バラバラで雑然とし、整理がつかない」状態という認知症の人の証言は、海馬が想起群を現実の知覚に即して取捨選択して、意識化する役割も果たしていることを示唆する。こうして、海馬が萎縮すると、想起群が現実の物質世界に降り立つことができなくなり、現実感覚の喪失を引き起こし、短期記憶を現実に即して焦点化して思い出せなくなると解釈できる。

他方で、長期記憶は海馬の働きが弱まっても、焦点化、現前化、意識化を反芻する脳の習慣がついているので、想起しやすいのである。ただ、側頭葉を大幅に損傷したDは、長期記憶も想起できなかった、というダマシオの紹介している事例から、側頭葉が長期記憶の想起に関与しているのは確からしい。しかし、それも、反芻された長期記憶を焦点化、現前化するメカニズムにのみ障害が生じていると考えることもできる。

以上から、ベルクソンの『物質と記憶』から認知症の中核症状を読み解くことは可能である。

さて、「過去も未来もない時間感覚」によって、クリスティーンは、過去の後悔や将来の不安から解放され、永遠性につながる自己を感じるというが、この感覚は生の持続を内側から直観したことなのだろうか。

ベルクソンによれば、生の持続の運動は対象化できず、内側から直観するほかない。生の持続とは物質的な惰性にとどまるのではなく、新しい創造に向かう努力において遂行され、その持続において時間が生まれる。そして、直近の過去の感覚群と直近の未来の運動群との結合がゆるんだとき、知覚のリアリティが失われ、それに代わって、普遍的持続の時間の触発（情感性）が自己の存在のリアリティを現出させ、それが永遠につらなっていると、彼女に感じ取られたのだろうか。

もうひとつの疑問。心的状態の潜在的な記憶総体としての精神は個別的持続の運動のうちにあるが、では、その個別的持続の運動は、死によって停止するのだろうか。ともあれ、私たちは、生きている間にも、普遍的持続につながっている。そもそも、普遍的持続における時間の触発（情感性）が自己の存在を感じる契機となっているとすれば、生きている間にも死を超えた生をすでに生きていることになる。

認知症の人が問いかけるもの

認知症が「何もわからなくなる」病という固定観念は、「脳が心を生み出している」という脳神経科学の仮説が無批判に受け入れられ、あるいはその仮説が絶対視され、つまるところ、脳死が人の死と確定された結果、脳という身体器官の一部が人間の意識および精神的活動の疑えない中枢とみなされたことに起因すると思われる。そして、この脳神経科学の枠組みのなかで、臨床的知見も積み重ねられている。

さて、認知症は脳の神経細胞が死滅し、脳が萎縮していく病と見なされている。そのため、認知症の診断は、認知症の人に呪いのようにのしかかる。認知症がすすめば、「何もわからなくなり、心はうつろになり、体は抜け殻のようになって残る」というような偏見に満ちた固定観念が流布する。しかしながら繰り返すが、脳神経科学によって脳の働きが十分に解明されたわけではなく、その知見はつねに仮説的、暫定的な域を出ない。

認知症の人は日常生活をこなすのが日々難しくなり、生活に支障が生じる。短期記憶が衰えるので、憶えていなければならないことを忘れているのではないかという不安が常につきまとう。何かをして欲しいと思っても、口に出すことができないので、ストレスがたまる。正常だったときの感覚が残っているので、簡単なこともできない自分がなさけなくなり、日々、怒りや葛藤を感じる。普通の人々との生活は、テンポが速すぎてついてゆけず、つねに孤独を感じる。短期記憶が忘却され、認知のために内的緊張を強いられるので、疲れやすい。

しかも、自分の記憶や認知機能が徐々に衰えていくという恐怖がつきまとう。そして、いずれ何も分らなくなるという診断の予見にさいなまれる。だから、認知症の人の内面には大変なストレスがかかっている。そのためか、認知症と診断されて、うつ病を発症する人もいる。

このように自分のことで精一杯なのに、認知症の人は外部の人の誤解に満ちた偏見にもさらされている。その第一は、認知症について形成された根拠のない固定観念である。ADI（国際アルツハイマー病協会）は、「心はうつろになり、体は抜け殻のようになって残る」という認知症の中期・後期の症状（?）を認知症の定義としていた。そのためか認知症ケアは当事者ではなく、ケアパートナーへの支援が第一に念頭に置かれた。これに対して、クリスティーンたちのDASNIは、「ADIとその会員組織は、ケアパートナーのみならず、認知症の本人が、活動方針、プログラム、会議、啓発を含む多岐にわたる活動に貢献し、運営や諮問の組織にも参加できるように支援すべきである」[6]と提言した。認知症の人がケアの対象者であり、どう援助して欲しいのかは、認知症の人が決めるべきものである。そして、先のADIの認知症の定義は「有害な嘘」であり、認知症の人から敬意と尊厳を奪うものであるとして、削除された。クリスティーンたちは、このような「有害な嘘」をただすことから出発したのである。

第二の認知症に対する誤った固定観念は、認知症の人は自己を喪失し、新しいことは学べず、生ける屍のごとき存在になるというものである。この点で、認知症に踏みにじられても、なお私の魂は損なわれず、「真の自己」はあり続けると主張するクリスティーンの内在的証言の意義は大きい。「真の自己」が脳機能から完全に独立しているのか、そうでないのかは解らない（認知症がすすんでも、神経細胞が完全に死滅することはないから）。しかし、クリスティーンは、「認知する自己」の下に「感情の層」があり、さらにその根底に「真の自己」が存在しているとその経験から分析する。

認知症は「認知する自己」と「感情の層」には影響を与えるが、「真の自己」は変わらず継続している。「真の自己」とは、人間が持つすべてのものが剥奪され、「ある」ことしかできなくなり、生の状況にそのつど応答し、自分がどのような存在かを決断する主体的精神である。なお「ある」ことしかできなくなるのは、認知症に限らない。他の重篤な病でも同じことである。そして、「重要なのは、人生の厳しい試練によって鍛えられた私たちの感情的、心理的な反応としての心を超えたところに、私たちひとりひとりのスピリチュアルな自己が存在する」[7]。このスピリチュアルな次元が真に人間的なものであり、失われないものだ。「スピリチュアルな自己」とは人生に意味と目的を感じるもので、夕焼けや草花の美しさを感じる自己、他者との交わりに喜びを感じる自己のことである。つまり、本源的な感情は毀損されず継続していることになる。

恐らく私たちにとって、本質的なものは、知的な能力ではなく、純真無垢さや生きることに意味を求める精神性、自然とつながり、他者の魂と交わりを求める謙虚で純真な自己なのかもしれない。それは、幼児の純真な情感性と通じる。老人は幼児の心情に帰るのかもしれない。

クリスティーンは認知症になって、むしろ「本来の自分になっていく」「感情が解放され、他者の気持ちを気にかけるようになった」「心の安らぎと幸福を得た」「生を一日一日、贈与されたものとして生きている」などとその変化を語る。

長谷川和夫もまた、「認知症の人にとって、認知症になった自分とそれ以前の自分には、そんな大きな差はない」、「認知症は、時間や場所の感覚を失い、知人の顔がわからなくなるなどの支障は生じる。しかし、喜怒哀楽や悩み、希望、豊かなものを求める気持ち、年配者としての誇り、他者や子どもをいつくしむ気持ちなどは、うまく表現できないにしても、溢れるほどに秘めている」と自己を語る。こうして、認知症の人は自己を言葉で表現できないだけで、本源的感情や精神性において、健康な人と変わらない内面性を保持しているのである。この自己の継続は、脳神経科学からも一部支持されている。

脳神経学者のダマシオは、海馬とその周辺及び側頭葉のかなりの部分を損傷、さらに扁桃体を損傷し、重度の学習障害、記憶障害を持った人を調査した結果、「いま・ここ」の自己感覚はかわらず、自己の感情を認識する中核的自己はあると結論する。すなわち、認知症によって脳の損傷や萎縮がすすんでも、「いま・ここ」の自己意識と「好き嫌い」などの自己の感情は最後まで残る。

認知症の人をケアしてきた川畑智は、認知症がすすんでも、喜怒哀楽や好き嫌いの感情の記憶は残ると、経験から語る（遠藤英俊監修・川畑智、前掲書、一六六頁）。

それにしても、活発に活動している健康な人々が、ときとして存在の虚無や無意味感に悩まされているのに対して、日常生活が自力ではできない認知症のクリスティーンが生の意味を深く味わっているというのは、皮肉というほかない。彼女は、日々の生活において、あきらめや無気力に陥りがちな心身有機体の抵抗を押しのけて、生活の困難に立ち向かう努力を惜しまない。その努力は、フランクルの説く精神的人格の存在を指し示す。

本書で検討の中心としたクリスティーンは最初にアルツハイマー病との診断だったが、その後、前頭側頭型認知症と診断が変更された。彼女以外に本書が参照した認知症は、アルツハイマー病、嗜銀顆粒性認知症（軽度認知症の記憶障害の症状を呈する）の人の証言である。検討の柱としたクリスティーンは若年性認知症（四六歳発症）であり、その特異な経歴や高い知能をもった個性は、一般的なものではない。そして、「神が共にいる」という信仰経験が、彼女の心の拠り所となったのは疑えない。

ともあれ、認知症の種類、進行度、また性格や生き方の個人差、脳の使い方も病の症状の現れ方に大きく影響する。なかでも、その人が過去に人生の問題とどう取り組んできたかが病への対処の仕方に強く反映するらしい。以上のことから、これまでの記述を認知症一般に拡張することには無理があろう。しかし、そもそも原因が多様で、個人差が著しい認知症一般を議論することなどできるのだろうか。とはいうものの、認知症の病態の本質（短期記憶の消失と認知障害）において共通するところもあるのは、さまざまな認知症の人の言表からも裏づけられる。

認知症の人は、会話や日常生活がスムーズにできないことなどをもって、「何もわからない人と思わないでほしい」と強く訴える。自分の気持ちはうまく表現できなくても、その背後に「正常な私」が存在している。認知症のレッテルの背後に苦悩する「正常な私」がいる。フランクルによれば、病気になるのは心身有機体であって、精神的人格ではない。他者に役立つことが認知症の人にも喜びなのは、人間らしい健全な精神を保持し続けている証拠である。

認知症本人ワーキンググループは、二〇一八年に「認知症とともに生きる希望宣言」を公表した。そのなかに「自分自身がとらわれている常識の殻を破り、前を向いて生きていく」というものがある。この宣言の背景には、認知症の診断を受けたときから、周囲の視線やかかわり方が手のひらを返したように変わり、認知症の人とレッテルを貼られて、自分自身が無視されたように感じたという苦衷に満ちた経験がある。認知症の診断を受けただけで、自分は以前とまったく変わっていないのだから、自他ともに「認知症というとらわれの常識の殻を破りたい」のだろう。また、自分の認知症の医学的な予後を知れば知るほど、絶望的気分に落ち込むので、その医学的な予断を打ち破り、「前を向いて生きていきたい」との宣言とも読める。とどのつまりは、「認知症というレッテルを外したい」との訴えであろう。

高齢化社会が切実に求めているのは、互いに助け合う人間関係である。認知能力が衰え、動作が素早くできないのは認知症の人のみならず、老人の特質である。それを退化とみるのは、能率主義や生産性という価値観に毒されているためである。

人間を現在という断片で見るべきではない。人間は乳幼児期からさまざまな時期を通過する。老人は壮年の素早く仕事を遂行した時期も経験している。その後に続く老人の時期はゆっくり、のんびり過ごす時期なのだろう。それは退化ではなく、壮年期を通過した後の、新たな落ち着いた生の展開とみるべきだろう。そして、老人が、乳幼児と同じように、他者の助けを必要とするのは、人間存在が相互に助け合うべき存在だからである。認知症の人の存在は幼児と同じく、相互に支援しあう風潮を育む一助ともなる。それればかりか、認知症の人の存在自体が、人間の生そのものの本質を全世代向かって問いかけている。

先の「認知症とともに生きる希望宣言」の第五は「認知症とともに生きている体験や工夫を活かし、暮らしやすいわが町を一緒につくっていきます」となっている。認知症の人の尊重は、能率と生産性に偏重した社会をもっと余裕と奥行きのあるものに変革していくかもしれない。それにしても、自立した人が正常などとは誰が決めたのだろう。

認知症の人の人権

認知症の人の存在を社会的有用性というひとつの判断基準で否定的に評価する権限など誰にもない。すべての人間は、どこからか身体が賦与されて、生かされているという意味で、受動的な存在だからだ。人格の尊厳や人権意識は、記憶力のよさや認知の正確さや情報処理の速さを誇るところからは生まれない。身体が与えられ、自然との相互作用のなかで自己が生かされていることを深く覚知する以外に人格の尊厳や人権意識の基盤は築けないだろう。

認知症の人を「何も分からない人」「かわいそうな人」というように自分と比較して、評価するのは、暴力的な行為である。「かわいそう」なのかどうかは、当人が決めることであり、他者に判断されるべきことではない。

実際、佐藤雅彦は「認知症は不便だが、不幸ではない」と主張する。そもそも、ひとりの人間は社会的通念や外観で判断できるほど単純な存在ではなく、余人にはうかがい知れない内面をもっている。にもかかわらず、自分の内面から相手の内面を推察して、他者の内面に無遠慮に踏み込むことがある。日本では内面の不可侵さや尊厳に対する配慮が薄い。それは、伝統的に同質性が高く、同質な人間関係に慣れ親しんだ社会に特有な傾向なのだろう。この傾向がエスカレートすると、障がい者はかわいそうな存在とか、社会的生産性のない人は生きる権利がないという極端な主張に行き着く。自分の身体の細胞ひとつもつくれない人間が、他者の生についてうんぬんできる権限があるとは思えない。

キリスト教では、人間は不可侵で尊厳ある存在だということが、前提とされている。不可侵なのは、個々の人が神とつながる内面性である。そもそも親密で身近な人でさえ、自分の偏向した色眼鏡でしか理解できない人間が、他者を十全に理解できるとは思えない（愛が相手の人格の本質を捉えることもあることは否定しないが）。にもかかわらず、自分の偏った狭い価値観で、安易に他者を評価し、序列化するのは他者の人権へのはなはだしい侵害である。

このことに関連して、キルケゴール（Seren Aabye Kierkegaard, 1813-1855）は、人間は類としての動物とは異なり、単独者として神から与えられた個性がある、と考察する（『死に至る病』）。人間は個として存在し、神から与えられた各々の個性を発揮して、それぞれが単独者として生きることが求められている。そして、神が賦与した個性に優劣はなく、その意味ですべての人間は平等である。したがって、人間を序列化するあらゆる試みは、神の意図に逆らうものであるばかりか、人間を動物と同じ類としての存在に貶めることになる。

認知症は、記憶を現実の知覚に即して想起する力が衰える病である。日本の教育の柱として正確に記憶することが重要視されてきたが、記憶力は高級な能力とはいえない。調べれば誰にも分るものだから。スマホなどが普及した現在では、正確な記憶能力の価値はほとんどなくなった。佐藤雅彦のいうように自分の記憶は、外付けのコンピューターに委ねて生活することもできる。

今後の急激な高齢化にともなって、認知症の人は、二〇二五年には七〇〇万人という膨大な人数に急増すると推定されている。認知症の人もスマホなどを利用して、短期記憶のスムーズな確認さえできれば、自力で生活し、就労もできるようになるかもしれない。そういう人が増えれば、認知症への偏見も是正されていくだろう。

自己の根底にはたらく自己を超えるもの

八木誠一は、現代人の自己が欲望的自我に狭まり、自己の存在論的深みがないがしろにされていると批判する。近代において理性的自我が主役に躍り出て、自己責任論が浮上したという事情も加わって、現代人の自我意識は閉じたものとなった。前述のごとく、身体は、呼吸や食物など環境に開かれて初めて成立し、そこには精妙な合理的法則が貫徹している。すなわち、私たちの自己は独立しているのではなく、宇宙の法則の作用圏の中に置かれている。この作用圏を八木は統合作用の場と呼ぶ。統合作用は、宇宙、生体のみならず、人間の心、意欲、行為にも及んでいる。

自我が「私は私のみで私である」と考えるのは、独立して見える私の身体、ならびに言語の概念や社会的な関係に依拠したものだが、自我がエゴイズムに陥るのは、肉体の欲望や情念や本能の働きによる。

さて、物質的・生命的・人格的身体が全体として、統合作用を宿しているとすると、虚構的自我を打ち破り統合作用の促しに従って、決断し、超越との作用的一を実現するのは、自我より深い人格としての自己である。とはいえ、利己的な欲望を優先する自我は、この統合への促しに抵抗する。

フランクルは生物学的、心理学的、社会学的制約から距離をとり、超越からの呼び声、良心に応えるものを精神的人格と規定する。この精神的人格の意味実現に抵抗するのは心身有機体である。精神的人格に抵抗する心身有機体とは、身体の欲望や情念や本能の働きを内在している。そのため、心身有機体は利己的な欲望を優先する自我と重なる。ここでは心身有機体が、より深い存在層に属する精神的人格に従うか否かが問われている。

それでは、自己の内面には統合への促しがあると仮定すると、その統合への内的促しに従って、作用的一を実現する自己を自覚し、体験するにはどうすればよいのだろうか。そのひとつに隣人愛の実践があった。そして、統合への促しに従うことで、逆に自己本来の主体性を取り戻すことができるのだった。またフランクルは、超越からの呼び声あるいは良心の声に応えることに即して、精神的人格が姿を現すと考えた。ここでも、人間の主体性には自己を超えた超越が関与していることになる。すなわち、単なる自我を克服するには良心、あるいは超越への信頼が要請される。老人の課題は身体機能の衰えによるさまざまな不調や障害である。とりわけ、脳の障害は、自分を失うのではないかという強烈な恐怖を与える。しかし、心身有機体から独立した精神的人格が実感できるのなら、脳の障害にも余裕をもって、対処できることになる。

クリスティーンは脳をスキャンしたとき、恐れで具合が悪くなる。そのとき、祈り、「苦しみのなかで神が共にいる」という大きな安心を得る。この「神が共にいる」という経験が、認知症の進行にもかかわらず、いつも穏やかな心境で生活するのを可能にし、「自分がわからなくなる」という恐怖は「安らぎと幸福」にかわる。彼女は自己に働く超越者を経験していたのである。

彼女は、政府高官としての知的な難しい仕事で成功を収め、認知症になって、自己の本質は知性的自我ではなく、意味を感じる精神的自己にあることに気づく。そして、自分の経歴から、認知症になったのは、認知症の人の内面をわかりやすく本に著せという神の計画に違いないと想像するようになる。そして、その内的促しにしたがって努力を重ねるのである。

認知症の人のケアに求められるもの

認知症は、高齢者の病ともいえる。九〇歳を過ぎると六割、九五歳を過ぎると八割の人が認知症になる。八五歳以上の老人の脳を解剖すると、認知症という診断はされなくても、ほぼすべての人にアルツハイマー病の痕跡が認められるという。そうすると、認知症は治療を必要とする病気ではなく、老化現象のひとつと考えることもできる。自然な老化現象をことさら治療する必要があるのだろうか。

認知症は中核症状と周辺症状の二重構造を呈する。周辺症状（行動・心理症状）には徘徊、暴力、暴言、介護抵抗、無為無反応、抑うつなどがある。この周辺症状で暴力的な行動や不穏な状態が継続するとき、鎮静作用が強い抗精神病薬を処方されて、寝たきりになる認知症の人がいるらしい。筆者もかつて訪れた病院で、二メートルおきにカーテンで仕切られたベッドに高齢者がずらっと眠っている病棟を見学したことがある。日中、何人もの高齢者が眠って動かない状態は異様な雰囲気を醸し出していた。

これに対して、介護現場からは、便秘、脱水、発熱、慢性疾患、季節の変わり目、薬の六点に留意して介護すれば、周辺症状は解消に向かうという提言がある（東田勉『認知症の「真実」』講談社、二〇一四年、九一頁）。

また、暴言や暴力などの周辺症状の多くは、認知症に直接起因するというより、接する人の対応に原因があることが多い。村瀬孝生は、認知症の人の不可解な言動はずっと寄り添っていると、いつかそれなりの理由がわかるという（村瀬孝生『シンクロと自由』医学書院、二〇二二年）。認知症の人は不穏な精神状態になりやすいが、信頼できる人が身近にいて、安心できる環境があれば、周辺症状はかなり改善されるらしい。

周辺症状のひとつに徘徊がある。自由行動を抑制すると、認知症が進むのではないか、あるいは人権の侵害にならないか。かといって、自由に徘徊すると、交通事故や転倒などの事故につながる危険が増す。民生・児童委員としての経験では、三年間に三名の認知症の方が行方不明になった。また自宅への帰り道が分らなくなった認知症の人が保護されたという報告がたびたびあった。さまよい出た認知症の人が警察や地域の人の援助などで自宅や施設に無事に帰宅することが多かった（検察庁の報告では、二〇二一年、全国での認知症の行方不明者は一万七六三六人、九九・四％は一週間以内に発見されている、という）。今後、この事態が加速していくことが予想され、地域全体で見守る態勢が求められる。認知症の人を見たら声をかけ、手を貸すということが常識になりつつある。現在、ＧＰＳを本人と家族の同意を前提に認知症の人に装着することなども計画されている。

それにしても、なぜ認知症の人はさまよい出るのだろうか。何らかの目的があるのだろうか。クリスティーンは、徘徊する理由を次のように説明する。「歩き回ると、緊張がほぐれる。その動作によって、今日は何曜日で、何時で、自分が何をするつもりだったのかが分らないという現実の問題から、気をそらすことができる。自分が何をするつもりだったのかは思いだせないが、歩き回ることで、自分が何かをしているような気持ちになり、私の中に鬱屈しているエネルギーを解放し、何をするつもりだったのかわからないというフラストレーションが発散される」[8]。

認知症の人は日常生活が思うように出来ない葛藤があり、他方で運動神経系は健全だとすれば、歩きまわることで、不安やストレスを発散したくもなるだろう。それなら、運動する機会を提供し、ストレスを減じる方策をとれば徘徊は抑えられる。

では、ストレスを減じるにはどうすればよいのか。認知症の人の攻撃的反応、あるいは不可解な言動は、常に「何か忘れているのではないか」という短期記憶の消失による不安と日常生活に緊張を強いられるストレスにから生じているのだろうと推察される。この不安やストレスを緩和するには、森の中を散策し、森林浴をする、草花を育てる、地面にじかに座って、土の感触を感じるなど、自然との交流がよいと思われる。言葉で表現できない心の葛藤の解消には、箱庭療法などが役立つかもしれない。

最近、認知症の人の知覚世界をヴァーチャルリアリティで体験する試みがなされている。現実との接点を失った認知症の人の日常生活をリアルに体験できるので、認知症の感覚を知るのに大いに役立つだろう。また、さまざまなメディアで認知症が取り上げられ、啓蒙活動がなされているので、認知症の人への理解も今後、進むだろう。

認知症がすすみ、意思疎通が困難になったり、生活が自力でできなくなっても、その背後に愛憎を感じたり、美醜を感じる人間らしい自己は続いている。認知症になっても、潜在記憶全体は残り、自己は継続している。そのため、自尊心を傷つけない対応がのぞまれる
認知症の人の内面的吐露から、認知症になると、「何もわからなくなり、心はうつろになり、体は抜け殻のようになって残る」という見立ては、完全な誤りであることが分った。認知症になっても、意味を求める自己、自然の美しさを感じ、他者への愛情をもつ人間らしい自己は継続している。そして、現実を正確にすばやく認識し、効率的に行動することはできなくても、精神は、現実に捕らわれない自由で夢想的な世界に遊んでいるのではないか。

とはいうものの、現実にもどれば、お金が数えられない、思うように話ができない、衣服の着脱が難しい、今いる場所が分らない、などの困難に直面する。しかし裏を返せば、思うようにできないと葛藤し、苦悩する自己はある。以前できた簡単なことができなくなる情けなさや

悲哀は、生きている限り続くことを覚悟せざるをえない。

身体が不自由なら、だれも援助をためらうことはない。しかし、認知症はそうではない。目に見えない脳に起因する病ということが、認知症の人のケアを難しくしている。まったく普通に見える認知症の人が、日常生活を送るうえでの困難に直面し困惑し、内面には悲哀、怒り、混乱、疲労、無力感などが渦巻いているなどとは、だれが想像できるだろう。

幾人かの認知症を生きる人が披瀝しているように、認知症と診断されても、自己や人格が変わるわけではない。認知症の人は、精神を病んでいるのではなく、認知機能の低下のため、普段の生活が自力ではできなくなっただけだ。そのため、必要な支援さえあれば、事足りる。だから、私たちは外面にとらわれることなく、豊かな可能性を秘めた自分と同じ存在として認知症の人と関わることがとくに望まれる。そして、認知症の人とかかわるときは、感情的次元で交流し、共感することに重点を移した関係が求められる。

以上から、ケアする人の接し方が、認知症の人が人間らしい生活を送ることができるか否かを大きく左右することになり、介護者はとても重要な役割を担う。では介護の現場はどうなっているのだろうか。民生・児童委員として、地域包括センターと関わった経験からいうと、当該職員は、地域での高齢者の相談業務や訪問などたいへん活発な活動を展開していて、地域住民のセーフティネットになっている。また、デイサービス、ショートステイを利用する住民も多い。この介護保険制度が利用できることは、在宅介護する家族の負担軽減に大いに役立っている。さらに、デイサービスは、社交の場ともなっていて、デイサービスが生きがいだと語る高齢者もいる。

では、認知症に限定すると、介護保険の使い勝手はどうなのだろう。小島美里『あなたはどこで死にたいですか』(岩波書店、二〇二二年)によると、介護保険自体が認知症モデルではなく、身体モデルで作られているため、認知症の人の介護にさまざまな不都合が生じている。たとえば、重症化した認知症の人を専門に収容するグループホームが圧倒的に不足している。また介護一般の問題として、介護職員が二〇二五年には三二万人、二〇四〇年には六九万人も不足する。地域差もあろうが、これでは介護保険自体が人員不足で機能しなくなってしてしまう。介護職ほど今の社会で必要とされている職業はあまりないだろう。そして介護職ほど人間への深い洞察が求められている職種も他にあまりないだろう。今後、認知症の急増が予測され、もし有効な施策がとられなければ、介護保険は危機的状況に陥る。そうなったら、施設に入所できない認知症の人はどうなってしまうのだろう。

民生・児童委員の経験では、たいていの人は介護認定は受けても、介護保険を使うのをためらう。まず生活援助者を自宅に迎え入れるのに大きな抵抗があり、身体介護も動けるうちはあまり使わない。生活がたちゆかず、どうしようもなくなってから、ケアマネージャーに相談するケースが多かった。最後まで人の世話になるのは嫌なのだろう。足が不自由になり、トイレに自力で行けるかどうかが自宅介護か施設入所かの別れ目になることもある。

このように、介護保険の適用になった人が素直に支援を受け入れる気持になるまでには、時間がかかる。他者に迷惑をかけたくないという遠慮が根深くある。老人の最後の課題は、他人の援助を快く受け入れる気持ちになることだろう。人生では、その最初と最後で、他者に身を委ねざるを得ない時期が訪れる。

そして、身体介護は、言語化された自己ではなく、言語によらない対人関係という側面がある。乳幼児の頃は、しばらく言葉のない、身体と身体の関係で生きる。老齢になったときもまた、介護における身体と身体との関係に戻る。

人間関係は相互性を免れない。支援するということは、裏を返せば支援されるということでもある。認知症の人を介護することにおいて、介護者自身も閉じた自我から、本来の自己へと開かれる可能性がある。とはいえ、介護者の過重な負担は目に余るものがある。

認知症後も持続する自己

クリスティーンは、認知の層が剥がれ落ちても、その底には「生まれてからずっと私を私にしてきた真の自己」が持続していることに気づく。では、その「真の自己」とはどういうものなのだろう。それは、生の意味を求め、自然の美しさに感動し、人との交流を楽しみ、人を愛するという人間らしい自己であった。

むろんクリスティーンは、認知症になって初めて「真の自己」を自覚したわけではない。認知症以前もこの「真の自己」を体験していたはずで、認知症になってから、真の自己がより明瞭になったというべきだろう。事実、彼女は、「真の自己」について、以前もずっと存在していたが、認知の層に隠れてあまり自覚に上らなかったと告白している。そして、生まれてからずっと持続する「真の自己」の基盤には、それまでの生の経験を雪だるまのように蓄積してきた潜在的記憶総体が控えているように思える。

彼女は告白する。「認知症の人は物事を忘れないために、常に行動や思考を繰り返していなければならない。その努力を怠ると、とたんに身体機能、記憶力、思考力が失われていく」。それは心身有機体に抵抗する一日一日の持続的で意識的な闘いである。この闘いを続けたため、彼女の認知症の進行は遅れたと考えられる。この闘いは、認知症の人のみならず、程度の差こそあれ、すべての人の生に内在しているものである。心身有機体に抵抗し、そこから距離をとるのは精神人格であった。この精神的人格は「真の自己」と重なるものなのだろう。

さらに、この「真の自己」を検討してみよう。アウグスティヌスは、外界の知覚を排除していった先に、平穏で、安定した内面があることに気づく。善や喜びは外界ではなく、内面にある。それは、知覚のリアリティから、存在のリアリティへの転換ともいえる。ルソーは老後に、肉体の影響を排除していった先に、存在するだけで満足する「存在の感情」を経験する。すると、自己の本質は、私たちが知覚し、認識する外界ではなく、自己の内面にあることになる。

これに対して、フランクルは人間を「世界（人・事物）のもとに在る存在」として、自己を超え出て、世界の具体的状況の一回性に対して応答する責任を負う存在として把握する。それは永遠に向かって創造し、体験し、苦悩することである。人間は自分より偉大なものに奉仕し、自分以外の人を愛することで、意味を見出そうとする存在なのである。

これは、内面を重視する中年（三三歳）のアウグスティヌスや晩年のルソーと方向性が逆であるように思えるが、そうではない。アウグスティヌスもルソーも、世界から自分の欲望を満たし、快楽を得ようとすることを放棄して、内面への沈潜を図っているのである。それは、人生から自分の快楽を得ることではなく、むしろ人生から自分が問われている存在として人間を把握するフランクルと通底している。

クリスティーンは認知の世界ではなく、感情の世界に生き始め、他者に心を開く生を始める。認知症になって安らぎや幸福を感じるのは、自己の根底に流れる本源的な感情を体験したことによるものであろう。それは、認識のリアリティを離れ、存在のリアリティに進展したためではなかろうか。

ミシェル・アンリ（Michel Henry, 1922-2002）によれば、私たちが、他ならぬ自分のものとして自己を感じ、経験するのは、生（いのち）の本質である情感性（affectivité）が自己触発し、それによって、内在的に自己を感じ、体験させるためである[9]。アンリは、生物的身体を自分の身体として感じる主観的身体もまた生の情感性の根源的自己触発に基づくものと考える。この哲学に立てば、自己は脳神経系から生まれるのではなく、生の情感性から生成していることになり、生きている限り自己は存在し続ける。

クリスティーンは、その経歴を振り返り、認知症の人の内面を当事者として伝える使命が与えられていると考え、自分の身体の不調や無気力にあらがって、執筆の努力を重ねることで、「喜びと心の安らぎと明るさ」を体験する。これは、超越の声に応答することに応じて現れる精神的人格に対応する。またベルクソンのいう生命的傾向への努力と呼応する。そして、彼女は認知症になって、むしろ本来の自分になってきたとさえ語るのである。

アリストテレスは、人間が幸福を求める存在だと洞察した。私たちは、幸福は「単なる欲望的自我」の欲望を満たすことで得られると考えるが、その領域には本来的幸福も喜びもない。喜びや心の安らぎや平穏、明るさ、あるいは意欲でさえ、自分の意志でコントロールできるものではなく、自分の置かれた周囲の状況とも無関係である。心の安らぎや喜びは、外界にはなく、自己の生命の内部から湧き上がってくるものであり、クリスティーンのように、その内的な促しに応じたときに訪れる。言いかえれば、自分が生きている世界から求められている責務に応答したとき、これらの情態は到来することになる。

クリスティーンは認知症の試練に呻吟してるうちに、人間存在の根底にふれ、そこに何物にもかえがたい宝としての精神的自己を見出した。私たちも、人生の最終局面で、生を成り立たせている基底に触れることになるのだろうか。

注

1　O.C.,t.I,p.1012（佐々木、前掲翻訳書、二六頁）
2　O.C.,t.I,p.1000（佐々木、前掲翻訳書、一〇頁）
3　岡本哲雄『フランクルの臨床哲学』春秋社、二〇〇二年、六四頁
4　八木誠一『〈はたらく神〉の神学』九七―九八、一〇三―一〇四頁
5　Antonio Damasio, *Looking for Spinoza, Joy ,Sorrow, and the Feeling Brain*, 2003（田中三彦訳『感じる脳』ダイヤモンド社、二〇〇五年、二五四頁）
6　Christine Bryden, *op. cit.*, p.63, 邦訳七七頁
7　Christine Bryden, *op. cit.*, p.156, 邦訳二一〇頁
8　Christine Bryden, *op. cit.*, p.114, 邦訳一四六頁
9　Michel Henry, *C' est Moi la Verite, pour une philosophie du christianisme*, 1996, p.135-136
この本は、現象学の立場から、エビデンスをもとに構築される科学的な知とは別次元の生の真理を提案す

る。科学的知は、この世の地平の現れに従属した知であるのに対し、生のプロセスは、この世に現れに従属せず、私たちの内在において顕現する疑いの余地のない生の情感的真理である。(p.33)。

あとがき

本書の成立について、私事にわたり気がひけるが、言及しておきたい。退職してから、ホスピスで週一回、半日ほどボランティアをするようになった。それは新型コロナが流行するまで六年半続いた。それと並行して、臨床宗教師の研修を受け、月二回、各四時間ほど別の病院の緩和ケア病棟で末期がんの方の話し相手になるボランティアを三年間ほど続けた。親しくなると、人生を振り返って印象深い出来事を語られる方が多かった。それは幸福な経験というより、苦難に耐えた経験だった。それを聞いているうちに、自分ももう老い先短いのだから、この世での生は一体、どういうものだったのか、総括しておきたくなった。

その後、コロナ流行直前に民生委員となった。定例会では、認知症の人がよく話題にのぼった。認知症の人が行方不明になって探している。あるいは、保護されたなど。私も最近、物忘れが激しく、認知症になったらと不安になった。それで、にわかに認知症について調べたのだった。認知症当事者の証言を読むと、言い表せないだけで、人格は継続すると知って、不安はやわらいだ。

その頃から持病を得て、いくつかの病院に定期的に通うようになった。最初は、検査結果の待ち時間がずいぶんと長く、老い先短い老後を待ち時間で消尽するのはおかしなものだ、と思った。ところが、待ち時間に本を持参し読むことにしたら、とてもよく頭に入る。そんなことで、面倒な内容の本は、病院に持参して読むことにしたら、待ち時間がもっとも充実した時間になった。待ち時間に、脳科学の本、哲学の本を読み、認知症をめぐる神経科学と哲学の人間把握の仕方の違いに興味を覚え、本書を書くことになった。

さて、本書は、哲学的な視座から、認知症の人の内面世界を見直し、新たな理解の地平を提供し、認知症とともに生きる意味を問うことを試みた。とはいえ、筆者は脳神経科学は言うに及ばず、哲学に関しても、初心者の域を脱していない。ただ、認知症に関する本は、認知症の当事者によるもの、医学的な見地からのもの、認知症の人のケアに携わった家族や介護者のものなどが主流で、哲学的な視点からのものは、管見の限り、類書が見あたらないようなので、認知症の人を理解する一助ともなれば、有害無益ではなかろうと考え、思い切って出版することにした。今後、専門の哲学者による練達した論考を期待したいものである。

なお、注記については、簡略化することも考えたが、自分の意見、見解と融合してしまいそうなので、煩雑になったが無理して記載した。

現代社会は理性を偏重し、人間を全体として捉える視座を失っている。認知症の人の証言は知的な能力が人間の幸福にとり、本質的なものではないことを教えてくれる。

現代では、スマートホンやＡＩの登場によって、記憶力や情報処理の速さを競う従来の学力概念の有効性が揺らいでいる。ＡＩに欠けているのは、心情に類する情感的なものであろう。それは絶えずゆれ動いている。今後は、感情を包摂した総合的な知性の在り方が求められるかもしれない。

　私たちのすべての言動の背後には心情が働いている。裏を返せば、人の言動をよく観察すれば、その人の心情のあり様が垣間見えることになる。また自然の美しさや調和に感動し、生の充実あるいは空虚さや、生の幸不幸を感じとり、生きる力の源となっているのは、心情の情感性、感情であり、そこに、広い意味での知性も融合しているかもしれない。そして、この感情、情感的なものが、ものの良し悪しを判断している。では、自己中心的に反応する感情の未熟さを脱し、その成熟を遂げるには、どのような経験をつめばよいのだろうか。末期がんの患者さんがよく語ったのは、思いもかけない苦難に遭遇し、それに耐えるなかで、感情が深く耕され、成長した経験だった。また本書で取り上げた、クリスティーンが舵を切った方向は、人格的成熟への道筋を指し示しているようである。

　感情の成熟には、他者との深い交流が必要になる。人を一面的な価値観で序列化すれば、人間関係は赤貧化する。そもそも、人が人を序列化するなどということは、原理的に不可能である。それは、自己の生成への想像力の著しい欠如による。いうまでもなく、身体も能力も自分の意志を超えたところから賦与されているからだ。これに関連して、人間の存在価値をその社会的生産性に置くのは、社会という実体のない共同幻想が現実の人間存在に先立つことになってしまい、あまりに浅薄な意見というほかない。生産性というような社会的次元を離れて、人間の生の本質的条件にまで遡れば、助け合う関係のなかに、生きる意欲や生の意味が根ざしていることに気づくことだろう。

ルソーは、「死ぬことを学ぶこと」が老後に残された課題だという。それは、肉体から離脱する精神を知ることであった。認知症の人もまた、脳の支配からあるていど離脱し、「精神の深み」にいる人なのではないか。それなら、親しい人が誰だか判らなくなっても、自分を言い表すことができなくとも、「精神の深み」にある心は生きていて、正常な精神を継続しているのではなかろうか。

本書を書いていて、いくつかの疑問をもった。認知症の人がいう、自己を客観的に観察する眼差しは、末期がん患者の語りにも認められるが、たんなる理性的自我ではないような気がする。これが病や死に対処する人間の本源的な力なのだろうか。また、自己とは感情経験の総体、凝縮なのではないかとも考えられる。すなわち、さまざまな感情体験が底流としての情調の流れに加わり、それが感情の広がりと深さを規定しているのではないか。この感情体験の深まりと成熟が、自我の死の恐怖を包み込む力になるという直観があるが、それは次の課題としたい。

最後になって恐縮だが、出版の労をとってくださった、風媒社の皆様に、厚く御礼申し上げたい。

【著者略歴】
中村博武（なかむら　ひろむ）
（学歴）
1953年生まれ。1977年、名古屋大学文学部史学科地理学専攻　卒業
1998年、京都大学大学院人間・環境学研究科　博士課程修了、博士（人間・環境学）　専門分野　文化交流史
（職歴）
名古屋市立高等学校教諭を経て、元プール学院大学短期大学部教授。
（著書）
『宣教と受容』（思文閣、2000年、単著）、『国際堺学を学ぶ人のために』（世界思想社、2013年、共著）、『自己への視点』（聖公会出版、2013年、単著）、『宗教を開く』（聖公会出版、2015年、共著）など。

認知症の人間学　認知症の人の内面世界を哲学から読み解く

2023年5月25日　第1刷発行　（定価はカバーに表示してあります）
2024年6月30日　第2刷発行

著　者　　中村　博武

発行者　　山口　章

発行所　名古屋市中区大須1-16-29　振替 00880-5-5616 電話 052-218-7808　風媒社
http://www.fubaisha.com/

＊印刷・製本／モリモト印刷　乱丁本・落丁本はお取り替えいたします。
ISBN978-4-8331-3188-9